10日間で劇的に人生を変える食事術

「時計回りプレート」食事法があなたを救う

西山由美

ワニブックス
PLUS新書

はじめに

食事を変えれば、人生が変わります。

気分がのらない、やる気が出ないというときは、その日の朝、どんな食事をしたのか、振り返ってみてください。食事のなかに、不調の原因が必ずあります。

たとえば、朝はパンとコーヒーだけ、という食事を習慣にしている人は、午前中はいつも気分が重くてやる気が出ず、ダラダラと過ごしてしまうことが多いはずです。

反対に、いつも幸せそうな人、成功体験を積み重ねている人がいます。午前中からバリバリと仕事をこなし、「やってみたい！」と思うことに次々チャレンジしていく人もいます。こうした人は、朝に栄養バランスの整った食事をしているはずです。

なぜ、そう断言できるのでしょうか。

私たちが生きるためにしていることは、息をすることと食べること（飲むことを含む）、この2つだけです。

人の細胞は、たえず古いものから新しいものへと入れ替わっていて、いっときとして同じ状態にありません。細胞の生まれ変わりを含むあらゆる活動に必要なエネルギーは、私たちが外の世界からとり込んだ酸素と栄養をもとに、細胞のなかで産生されます。

ですから、栄養が不足すれば、健康な細胞をつくれなくなり、産生されるエネルギーも不足します。すると、身体のどこかに不調を感じるだけでなく、気力が出ない、気分が重いなどメンタルの不調も引き起こされます。健全な心身とは、エネルギーが十分につくり出されていてこそ保たれるものです。

しかも、栄養不足は、脳の働きを不活性化し、やる気や幸福感、愛情を生み出すホルモンを欠乏させます。

脳とは本来、「人生、楽しくてたまらない！」「ワクワクする」「幸せ」というポジティブな思考が大好きで、ポジティブ思考をつくり出すためのホルモンが分泌されています。そのホルモンも、私たちの食べたものが材料になっています。

ところが、栄養が不足していると、ポジティブ思考に必要なホルモンの材料が欠乏します。すると、脳の働きが悪くなるうえ、ネガティブな思考で頭がいっぱいになります。

イライラしたり、将来が不安だったり、寂しかったり、悲しい気持ちになったり、人をうらやんだりねたんだり、孤独感が強くなったりするのも、本当の原因は、栄養不足にあるのです。

つまり、私たちの人生の質や、性格、幸福感、愛情の深さを支配しているのは、栄養であり、どんな食事をしたかで、今日という1日の質が決まり、その1日1日の積み重ねが人生になるのです。

だからこそ、人生をよりよくしたい、成功したい、楽しみたい、幸せになりたい、愛し愛されたい、と願うならば、まず食事を変えることです。

食事を変えるだけで、人生の見え方がまるっきり違ってきます。

では、人生を変えるためには、どのような食事をすればよいのでしょうか。

本文で詳しくお話ししていきますが、豪華で特別な食材を必要とするわけではありません。スーパーなどで当たり前に手に入る食材でよいのです。身体と脳が欲するように栄養バランスを整えて、決められた順番に食べていくだけで、メンタルが変わり、思考が変わり、人生が変わっていくのです。

私は、２０１８年に『食事を変えれば10日間で人生が変わる』（ワニ・プラス刊）という書籍を上梓しました。そして、この本が世に出ると、「食事を変えたら人生が本当に変わった」と大変な反響をいただきました。

そこで、前著に新たな情報を加えつつ、よりたくさんの人の成功と幸せに役立てていただきたいと考え、新書版を刊行することにしました。

それでは、食事を変えるとなぜ人生が変わるのかという医学的な根拠となる話から、誰でも簡単に人生を変えられる栄養バランスの整え方をお伝えしていきます。

本書をもとに食事を変えたとき、心身が整い、幸福感が身体の底からわき出し、あなたの人生は今以上に輝きを増して、まもなく「自分にはなんでもできる」という万能感が生まれてくることでしょう。

※本書は、『食事を変えれば10日間で人生が変わる』（ワニ・プラス　２０１８年）に加筆修正して新書化したものです。

はじめに……3

序章 人生の成功と幸福は、「食事」で決まる……15
人の能力は、「朝」に表れる……16
ガス欠とアクセル全開、どちらで生きますか……18
食事が変われば、人生も変わる……20
栄養の良しあしは、「肌」に表れる……22
幸せは、４つのホルモンで決まる……25

第１章 栄養を制する者が、人生を制す……35
「手軽な食事」が人生を狂わせる……36
太っている人ほど、栄養は不足しがち……38
「鉄」をとれば、朝の目覚めが変わる……40
鉄のとり方には、ポイントがある……43
「消化酵素」とは、栄養素を分解する〝ハサミ〟……47
栄養状態をよくするには、良質のたんぱく質が大事……49

鉄をとると、人生がエネルギッシュに動き出す……51
タコの刺し身はエネルギーの源に……53
たった1つの栄養素の不足で生じる危険……55
やせている人にも心筋梗塞は起こる……58
絶食して脂肪が燃焼するのは3日目から……61
イライラの原因は、糖質のとりすぎにあった……62
誤った食事法が、成功と幸せを遠ざける……67
甘いもの好きの人はネガティブ思考……70

第2章 最高の自分を引き出す「ホルモン」の力

……75
健康な脳細胞のつくり方……76
人の能力を高める「シナプス」の増やし方……78
ドーパミンの分泌量を増やして、脳を活性化……83
人の性格を決定づける4つのホルモン……85
意欲のホルモンは10年ごとに減っていく……87
ドーパミンを枯らさない最高の方法……89

脳の欲求は無限大、人生の成功も無限大 …… 93
ドーパミン優位の性格とは、刺激的な人生を愛する人 …… 95
人につくすと、自分も幸せになる …… 99
男性ホルモンは「競争心」の強い性格をつくる …… 101
男性ホルモン優位の女性が増えている …… 103
男性が「理想の自分」をつくるホルモンの割合 …… 106
テストステロン女子とエストロゲン女子 …… 109
「かわいい」「すてき」が女性ホルモンを増やす …… 112
ストレスホルモンは出してはいけない …… 115

第3章　成功と幸せをつくる脳のコントロール法 …… 119

感情が豊かな人ほど、手にする成功も大きい …… 120
好きなことはいくらでもがんばれる理由 …… 122
「大嫌い」をつくると、人生が楽になる …… 125
「一度始めたら最後まで」は人生をダメにする …… 127
人は誰でも「カリスマ」になれる …… 129

褒める言葉が人生を変える……131
朝食が人生をコントロールするスイッチに……134
自律神経を整える4つの方法……137
記憶力は死ぬまで成長する……140
「忘れもの」も栄養不足が原因……144
睡眠の質もうつ病も、「時計回りプレート」で改善……146
「人間脳」をおおいに働かせよう……149

第4章 「時計回りプレート」で人生を変える

第4章 「時計回りプレート」で人生を変える……153
「時計回りプレート」で未来を変えよう……154
食事を変えれば家族みんなが幸せになる……156
忙しいからこそ、朝食をきちんとつくる……159
見た目は豪華、調理はシンプル……162
お皿に7つのポジションを決める……164
1のポジション スタートは酸っぱいものから……168
2のポジション 「生野菜」から壊れやすいビタミンを摂取……170

ミョウガ、シソ、アボカドを 2のポジション のスタメンに …… 172
ビタミンCは、美肌と免疫力アップに効果あり …… 174
野菜には、細胞を若返らせる成分がたっぷり …… 177
生野菜にドレッシングは必要ない …… 180
3のポジション 「温野菜」にはビタミン、ミネラルがたっぷり …… 182
野菜のバター炒めはやめよう …… 184
「健康に大切な油」と「食べてはいけない油」 …… 186
加熱調理にはオリーブオイルを少しだけ使う …… 190
マーガリン、マヨネーズは口にしない …… 192
ホウレン草は生ではなく、茹でて食べよう …… 193
ブロッコリーはレンジでチンがいちばん …… 196
4のポジション 豆腐・納豆には良質のたんぱく質がたっぷり …… 199
「豆腐＋カツオ節」「豆腐＋シラス」は最強コンビ …… 203
朝食の定番、納豆は毎朝でも食べたい …… 205
5のポジション 魚介はしっかり、肉はちょっぴり …… 207
5-①のポジション 魚介類を毎日食べれば頭がよくなる …… 208
貝・エビ・イカ・タコは、エネルギー産生量を増やす …… 210

冬には力キで亜鉛の補給を …… 213
5-②のポジション 良質な赤身肉を1、2切れ …… 216
6のポジション イモ類や根菜は食事の最後に …… 218
7のポジション 食事の最後は果物でしめる …… 220
朝食にこそ「時計回りプレート」を実践しよう …… 223
外食が減り、食費も減った！ …… 227
調理は効率よく進めよう …… 230
理屈がわかればフォーメーションは乱れない …… 232

終章 人生はいつからだって変えられる …… 235

「時計回りプレート」はどのように生まれたのか …… 236
きっかけさえあれば、人は変われる …… 237
食事が人を良くも悪くも変える …… 240
栄養こそ人生の源 …… 242
「時計回りプレートに出会えてよかった」 …… 245

序章

人生の成功と幸福は、「食事」で決まる

人の能力は、「朝」に表れる

自分の能力が実際にどのくらいのものか知りたい、と思うことはありませんか。

これを知るのは、簡単です。**今の自分が持つ能力は、朝の目覚めに表れます。**

新しい1日の始まりをワクワクした気持ちで迎えられているならば、今の能力は、絶好調であるといえます。成功も幸せも、願っているものを手にできる力が整っています。自らどんどんチャレンジしていけば、成し遂げたいことを実現できる力が蓄えられています。

しかし、「朝起きるのがつらい」「目覚めが悪い」「どんなに眠っても疲労感がとれない」と感じるならば、問題です。本来の力を発揮できない状態にあります。

このように、自分自身の朝の状態を観察することで、今の能力がどのような状態にあるかがわかるのです。

そもそも、朝になったら起きるのは、人間として自然の摂理です。その自然の営みに反して、朝、起きられない根本的な原因はどこにあるのでしょうか。

答えは、「栄養不足」です。そして、栄養不足と人の能力と朝の目覚めは、ダイレクトに結びついています。

ところが多くの人は、「疲れているから起きられない」と言います。この表現は、実は正しくありません。「栄養が不足しているから、起きられない」というだけのことです。栄養が足りていれば、誰でもスッキリと最高の状態で目覚められるようになります。

私たち人間の身体は、とても精巧、精緻にできています。身体やその機能はすべて、食べたものを材料につくられています。口から食べたものが腸に入り、消化吸収されて、血液中に運ばれます。血液中に吸収された栄養素は、生命にかかわる重要な臓器や働きに、優先的に供給されていきます。

栄養素が十分に血液中に存在していれば、あらゆる臓器や細胞に栄養素が行きわたり、身体も心も脳の働きも、本来のすばらしい状態に保たれます。

反対に、**栄養が不足していると、生命にかかわる働きから優先的に栄養素が運ばれるため、直接、生命にかかわらない働きには、栄養素が満足に届けられなくなります。**

朝、疲労感が強くて起きられない理由もここにあります。

「起きられない」あるいは「起きるのがつらい」という状況は、脳がエネルギーを節約しようとしている表れです。人が起きて活動するためには、大量のエネルギーが必要です。もしも、栄養が不足している状態で活動し始めたら、生命維持に必要なエネルギーまで不足する事態に陥りかねません。それを防ぐために、脳が省エネモードに入り、思考を働きにくくして、活動を緩慢にさせているのです。

しかし、脳が省エネモードに入ってしまえば、どんなにすばらしい能力を持っていても、それを発揮することはできなくなります。

ガス欠とアクセル全開、どちらで生きますか

脳が省エネモードに入ったとき、わかりやすい形で起こってくるのが、「朝、起きられない」あるいは「起きたくない」という感情です。**脳が省エネモードに入ると、私たちは起き上がるのをつらいと感じます。**

また、少し動くだけで「疲れた」と感じます。やる気もわかず、何事にも後ろ向きに

なります。

そういう精神状態をつくり出すことで、脳は、生命活動のほうに限られたエネルギーをがんばって回そうとしているのです。命を守ることこそが、最優先事項だからです。

ところが、私たちは、どんなにエネルギーが不足していても、1日を始めなければなりません。省エネモードに入っている脳に逆らって、つらい身体を奮い立たせて起きて、活動を始めたところで、果たして能力を満足に発揮できるでしょうか。

これは、**ガス欠になりそうな車を、むりやり走らせているのと同じことです**。

アクセルを勢いよく踏んでしまえば、いつ車が止まってしまうかわかりません。でも、徐行運転でノロノロと走っていれば、なんとか先に進むことはできます。ですが、徐行運転では、自分が行きたいところまで到着するのに時間がかかります。時間を無駄にするぶん、やりたいこと、成し遂げたいことはできずに終わっていきます。

「朝起きるのがつらい」という人たちは、まずはこの重大さに気づいてください。この気づきが人生を変える第一歩になります。

朝起きるのがつらい身体は、徐行運転の車とまさに同じ状態。それでは、持てる能力を発揮できないのです。

反対に、栄養が十分に足りていて、エネルギーに満ちていれば、ワクワクした気持ちで朝を迎えられます。**今日というかけがえのない1日をアクセル全開で走り抜ける**状態にあります。行きたいところへ行き、やりたいことをやれるパワーがみなぎっています。人生を成功に導き、幸せも楽しさも感じられる理想的な状態です。

人生とは1日1日の積み重ねであり、そんなエネルギッシュな日々を生き続けられるかどうかで大きな違いが生まれます。

この状態に心身を整えることは、誰にでもできます。必要なことはただ1つだけ、食事に気を配り、栄養を整えることです。

食事が変われば、人生も変わる

人はいつからでも人生を変えていくことができます。

誰でも、何歳でも、どのような状況にあろうとも、人生は変えられます。そのためには、どうすればよいのでしょうか。

食事を変えることです。

人生は、食事しだいで180度変わります。

それなのに、こんな大事なことに気づいている人はごく少数です。「病気を遠ざけるためには、食事が大切」ということに気づいている人は多いのに、「人生を変えるためには、食事こそ重要」ということに、関心を向けている人が少ないのです。

そうして、生まれ持った潜在能力を眠らせたまま、「自分の人生、こんなものだろう」「もういい歳だから、しかたがない」とあきらめています。もったいないと思いませんか。

自らの能力や魅力を年齢に応じてどんどん引き出していく。これこそが、人間本来の姿です。自分のなかに眠る潜在能力を目覚めさせ、人生を豊かで幸福なものへと導いていく力を、誰もが持っているのです。

それなのに、**栄養が不足しているために、理想の人生をただ夢見るだけで終わらせてしまう人たちが大勢います**。夢見るパワーがあればまだよいのですが、自らのエネルギーが不足しているために人をうらやむばかりで、自分の人生に希望を持てなくなっている人もいます。栄養さえ足りていれば、人生は思った通りに進んでいくのに、これほどもったいないことはない、と私は思うのです。

「自分を高めるには、努力が必要」と言う人がいますが、努力はエネルギーが満ちた状態でなければできません。「経験こそ重要」と言う人もいますが、どんなチャレンジも、脳が省エネモードに入っていれば、その新たな一歩を踏み出す勇気すら持てません。

では、身体や脳が欲する栄養を満足に与えてあげることができたら、どのように変わるでしょうか。

アクセルをがんがん踏み続けても、走り抜けられる身体と脳を手にできます。燃料が潤沢にあれば、車だけでなく、飛行機だって飛ばすことができます。

食事しだいで、人生はまるっきり変わってくるのです。

栄養の良しあしは、「肌」に表れる

私のクリニックでは、栄養医学専門外来を行っています。

栄養医学とは、必要な栄養を正しくとることで、細胞レベルから身体や脳の健康な状態をつくり出していく、その方法論を追究する医学です。身体の内側から、人間本来の機能をとり戻していくことができれば、心身は必ず健康になっていきます。

それだけではありません。その人が持っている能力が最大限に引き出され、人生が変わっていきます。栄養とは、それほど人間にとって重要なものなのです。

栄養医学に基づいた食事療法を実践していけば、効果は数日で表れます。

もちろん、食事をおろそかにしてきた期間の長い人は、そのぶん時間がかかります。それでも、10日間も実践すれば、目に見える変化を実感できるはずです。

その最初の変化のバロメーターになるのが、肌です。

肌を見れば、どんな栄養が不足し、これまでどのような食事をとってきたのか、すぐにわかります。「肌は内面を映す鏡」とよくいいますが、**肌とは、体内の栄養が足りているかどうかを映し出す、まさに〝食の履歴書〟**です。

だからこそ、栄養医学にのっとった食事をするようになれば、肌は確実に美しくよみがえっていきます。女性は透明感のあるプルプルの肌になりますし、男性もキメが整ったきれいな肌になります。

肌質が美しく整ってきたら、およそ60兆個あるといわれる体細胞に栄養が行きわたり、内臓の状態が改善してきたことを、読みとることができます（体細胞の数は、37兆個から100兆個までさまざまな説がありますが、本書では、多く語られている「約60兆個」という数でお話ししていきます）。

では、どうして内臓の状態が肌に表れるのでしょうか。

肌トラブルは、外見に表れるために、本人にとっては深刻な問題です。ですが、命にはかかわりません。**「生命を守る」という人体の重大事項から考えると、皮膚の健康は優先順位が低い**のです。体調が悪いとき、風邪をひいたときなど、肌がボロボロになり、ニキビが出てきたりするのは、健康を回復させることに多くの栄養が回され、皮膚には十分に届けられなくなるためです。

皮膚に栄養が届けられるのは、最後の最後。栄養が足りていなければ、皮膚に回される栄養はどんどん削られていきます。だからこそ、肌を見れば、体内の状態が細胞レベルで手にとるようにわかるのです。

つまり、**美しい肌とは、体内の栄養が十分に満ち足りている、という表れ**です。

それは、脳の細胞にも、必要な栄養がしっかり届いていることを示します。脳の働きが全開モードになり、眠っている潜在能力を引き出す準備が整っている、というサインです。思考もポジティブになり、どんな状況もポジティブに受け入れ、おもしろがれるようになります。

この状態に整っていてこそ、自分の願い通りの人生を築いていくことができるのです。

幸せは、4つのホルモンで決まる

人生を自分の願い通りに動かしていこうとするとき、パワーの源になるのが幸福感です。人生の成功と幸せは、車の両輪のようなもので、両方が連動して高まっていくことで、「人生が楽しい！」という感覚が得られます。

ところが、社会のなかで自らのポジションを上げるためにひたすら突き進んでいると、すべてを優しくふんわりと包み込んでくれるような幸福感が遠のくことになりがちです。

競争社会に生きている人ほど、「幸せ」を二の次にし、「幸せ」という感覚を忘れがちではないでしょうか。

反対に、自分に必要なのは、幸福感だと頭だけで考え、幸せになるための方法を熱心に学ぶ人たちもいます。

しかし、幸せというのはあくまで感覚であり、頭で「幸せになるために、自分には何が必要だろう」と一生懸命に考え、その答えが見えたところで、幸福感を感じるのは難しいのです。

では、どうすると「あぁ、今、幸せだな」と心から思える感覚を得られるでしょうか。

人の幸福感とは、実はホルモンが決めています。 つまり、幸せになるために大事なのは、そのための方法を探すことではなく、自分自身のなかからわき出るホルモンに目を向けることです。

幸福感を築くのは、主に「ドーパミン」「セロトニン」「オキシトシン」「エンドルフィン」という4つのホルモンであり、これらを「幸せホルモン」と呼びます。人の幸福感に直接かかわってくるホルモンです。

体内で分泌されるホルモンの種類はさまざまあり、全身のいろいろなところでつくられています。そこからホルモンは血液で運ばれ、目的の器官や組織に命令を伝えたり、作用をおよぼしたりしています。それらのホルモンは、すべて私たちが食べたものからつくられ、また食べ方によって分泌量が変わってきます。

つまり、何をどう食べるかによって、どのホルモンが優位に働くかが違ってきます。つまり、「幸せだな」と思える感覚も、毎日の食事しだいということです。

では、4つの幸せホルモンには、どのような作用があるでしょうか。

ドーパミンは、「歓喜のホルモン」「意欲のホルモン」と呼ばれます。やる気や幸福感を高めるホルモンです。このホルモンが十分に分泌されていると、意欲や好奇心が高まり、夢の実現や成功を目指してがんばる力がみなぎるようになります。

セロトニンは、「リラックス（精神安定）ホルモン」と呼ばれます。また、4つの幸せホルモンのなかでも**とくに幸福感をつかさどることから、セロトニンを「幸せホルモン」と呼ぶ**こともあります。セロトニンはホルモンのバランスを整えて、心身ともに落ち着かせ、リラックス作用をもたらします。

オキシトシンは、「愛情ホルモン」と呼ばれます。母性愛、パートナーへの愛情、信頼という心の状態をつくり出します。オキシトシンは、哺乳類だけが持つホルモンで、絶対愛の感情は、このオキシトシンから生まれます。

エンドルフィンは、「多幸ホルモン」と呼ばれます。ストレスを解消する作用を持ち、幸福感を生み出します。身体の修復力や免疫力を向上させる働きがあります。

この4つのホルモンがバランスよく分泌されていると、意欲や好奇心が旺盛で、どんどん成功していく能力に恵まれる一方、幸福感や愛情に満ち、免疫力も高く保たれるので病気をしにくくなります。そして、ビジネスでもプライベートでも、成功と幸せを自ら築き上げていくことができるようになるのです。

こうなると、**人生は一気に変わります。毎日が楽しくてしかたなくなります。**

「人生、楽しくてしかたがない」

これこそ本来、すべての人に約束された人生です。

自分を追い込み、つらい思いをしながらがむしゃらにがんばらなくても、楽しみながら能力を高めていくことは、誰にでもできるのです。そうした力を私たちは生まれながらに持っています。その原動力になるのが、４つの幸せホルモンです。なかでも重要なのは、ドーパミンとセロトニンです。

そんなすばらしいパワーを持つホルモンの分泌量を、食事によって増やしていくことができます。結果は10日で表れます。

食事を変えれば、わずか10日間で人生が変わる。

これこそが、栄養医学に基づく食事療法の神髄です。

ドーパミン＝
「歓喜のホルモン」「意欲のホルモン」

やる気、幸福感を高めるホルモン。

どんなときに分泌される?

- 報酬を得るために働く
- 夢に近づくために勉強する
- 本番で勝つために練習する
- 理想の恋人を手に入れるために
  がんばるetc.

快感や快楽、歓喜など報酬を得るために何かをするときに、意欲や好奇心、欲望、やる気がわいてくるのは、ドーパミンが放出されるから。

ドーパミンを分泌させるには?

- 適度なアルコール
- 少しぬるめの緑茶を飲む
  （テアニン分泌促進）
- カラオケで好きな歌を歌いまくる
- クラシック音楽を聴く（1/fゆらぎ）
- 食事改善（チロシンを多く含む食品をとる）
  ……カツオ、タケノコ、納豆、アーモンド、
  ゴマ、ナッツ、バナナ、アボカドなど

ドーパミンがたくさん放出されると集中力が高まるので、あまりおなかがすかない。
恋をすると食欲がなくなるのはこのため。
→ **ダイエットに最適**

セロトニン＝
「リラックス（精神安定）ホルモン」「幸せホルモン」

▼

自律神経やホルモンバランスを整え、リラックス作用をもたらし、
心身ともに落ち着かせてくれるホルモン。
意欲を高めるドーパミンとストレスに反応する
ノルアドレナリンの暴走を抑制して、
心のバランスを維持してくれる。

▼

3つのホルモンバランスがよいときに人は「幸せ」を感じる。

どんなときに分泌される？

- よいことをする
- 人に優しくする
- ボランティア（一定のくり返しでずっと放出される）

セロトニンの効果

- 見た目が若々しく元気になる
- 免疫力を高め病気を予防する
- 食欲を抑える（ダイエット効果）
- 脳が活性化して、スッキリ前向きな気分が持続する（落ち着きや心地よさ、満足感を感じることができる）
- 人の気持ちがよく理解できる（「共感脳」が鍛えられる）

人間には本来、他人の表情や態度から直感的に心を読みとる「共感脳」が備わっている。その働きを活性化するのがセロトニンであり、ビジネスでも、社会生活を営むうえでも重要。

オキシトシン＝「愛情ホルモン」

母性愛という心の状態、男女の愛情という心の状態、
信頼という心の状態をつくり出す。
哺乳類だけが持っているホルモンであり、
絶対愛の感情はオキシトシンから生まれる。

オキシトシンを分泌させるには

- 力を抜いたスキンシップ
- 家族団らん
- 夫婦、恋人とのふれあい
- レストランなどで、向かいあうのではなく、横並びで肩を寄せあい楽しく過ごす
- 感情を素直に表す
- 親切を心がける

脳の疲れがとれるだけでなく、身体も健康になる（くり返し行うことで持続的に分泌し、幸福感が継続する）。

オキシトシンの効果

- 人への親近感、信頼感が増す
- ストレスが消えて、幸福感が得られる
- 血圧の上昇を抑える
- 心臓の機能をよくする
- 長寿になる

オキシトシンが分泌されるとセロトニン神経も活性化される。この2つのホルモンが十分に分泌されると心の疲れが癒され、幸福感に包み込まれる。

エンドルフィン＝「多幸ホルモン」

ストレスを解消する作用を持ち、幸福感をつくる。
身体の修復力や免疫力を向上させる。

どんなときに分泌される?

- 好きなことや楽しいことをしたとき
- セックスをしたとき
- おいしい食事をしたとき
- スポーツやギャンブルで勝ったとき（ギャンブル中毒はこの影響）

エンドルフィンの効果

- 天然の鎮痛剤と言われ、その効果はモルヒネの６倍以上とも言われている
- 免疫力を高める
- エンドルフィンが分泌されるとアルファ波が出るため、ひらめきや学習能力が向上する

第1章

栄養を制する者が、人生を制す

「手軽な食事」が人生を狂わせる

栄養のポイントを押さえて食事を整えていくと、人生は確実に変わっていきます。

人の身体を構成するおよそ60兆個の細胞の一つひとつが、私たちが日々口にする食事でつくられているからです。生命や脳の働きで使われるエネルギーも、性格や能力、魅力を決定づけるホルモンも、すべては食べたものからできています。

「たかが食事」と食事を軽んじていては、どうしたって最高の人生を手に入れることはできないのです。

ところが現代は、食事を軽んじさせる方向へと、どんどん進んでしまっています。原因は、世の中が便利になったこと、そして私たちが便利さを求めすぎていることにあります。

食事は、お金を出せば完成したものを買うことができます。お湯を注ぐだけ、電子レンジで加熱するだけで食べられるものもあふれています。

しかし、そうしたものには残念ながら、健康な細胞をつくる栄養や、エネルギー産生を高める栄養が不足しています。幸せホルモンも十分につくれません。そんな食事をしていて、成功と幸せに満ちた楽しくてしかたがない人生をつかむことは、はっきり言ってできないのです。

1日に3回食事をすると考えると、私たちは1年に1000回以上の食事をとっていることになります。**1日に3食で考えると小さなことに思える食事も、1年に1000食以上と考えれば、重みがまるで違ってきます。**

その1000食を、何も考えずにただ空腹を満たすためだけに食べるのか、それとも細胞レベルにまで意識を向けて食べるのか、それによって結果はまるで変わってきます。この積み重ねの10年、20年であり、一生なのです。

こんなお話をすると、まず耳にするのが

「毎食、栄養を考えながら食事を整えるなんて、面倒だし、できない」

という声です。なぜ、実践する前からそう感じるのでしょうか。ここにも理由があります。そう感じる人の脳は、すでに前述した省エネモードに入ってしまっているのです。

命を支えるエネルギーしか産生できておらず、新しいことにチャレンジするエネルギーが枯渇しているのでしょう。**「面倒」「できない」「無理」という後ろ向きの感情は、栄養とエネルギーが不足している**状態から起こってきます。人生をつくる食事を「面倒」と感じる。この時点で、栄養不足であることは明らかです。

太っている人ほど、栄養は不足しがち

飽食のこの時代、栄養不足と言われてもピンとこない人もいると思います。手軽に食べられるものがあふれている現代だからこそ、起きてしまう栄養不足があります。その不足しがちな栄養素がミネラルやビタミンです。コンビニやスーパーのお弁当やお惣菜では、身体が欲するミネラルやビタミンはほぼ得られません。

しかも、レトルト食品やインスタント食品には、化学物質が含まれます。お湯を注ぐだけ、電子レンジで温めるだけの食品を食べると、**化学物質を体外に排出するために、なおのことたくさんのビタミンやミネラルが消費されます。**

そのビタミンやミネラルを補給しようと、サラダを「購入」する人もいます。

しかし、生野菜に含まれるビタミン類の多くは、水溶性という性質を持ちます。**水溶性のビタミンは、水に溶け出しやすく、壊れやすい**のです。

ですから、生野菜はサッと水洗いしたらなるべく早く食べる必要があります。お店の陳列棚に長時間並べられたサラダは、すでに栄養素が壊れています。ビタミンが壊れた野菜をいくら食べても、必要なぶんを補給することはできないのです。

太っている人は、「自分は栄養が十分に足りている」「これだけ太っているのだから、栄養が不足しているはずがない」と思い込んでいるかもしれません。

しかし、満ち足りた栄養が身体に蓄えられ、それが太った身体をつくっているのではありません。**肥満の身体とは、むしろ栄養不足のかたまりのような身体**です。栄養のバランスが悪いために、エネルギーを十分につくり出せなくなっています。エネルギーに変換できない栄養が脂肪になり、身体にずっしりと蓄えられているのです。

つまり、太った身体とは、エネルギーの産生効率の悪い身体と言えます。

言い換えれば、エネルギーを効率よくつくり出せる身体になれば、身体に蓄えられた無駄な脂肪もエネルギーにどんどん変換され、消費できます。無駄なぜい肉をきれいに落とせる、ということです。

そのためには、栄養医学をとり入れた食事療法の実践が有効です。この食事療法は、**たくさん食べているのに、勝手にやせてどんどん元気になる、というサイクルを生み出せる究極のダイエットの方法**にもなるのです。

「鉄」をとれば、朝の目覚めが変わる

では、エネルギーは、私たちの体内のどこでつくられるのでしょうか。

答えは、一つひとつの細胞のなかです。

細胞のなかでエネルギーが産生されるとき、酸素が使われます。酸素があってこそ、身体は大量のエネルギーをつくり出すことができます。

酸素は、呼吸によって体内にとり込まれ、血液中のヘモグロビンと結びついて、全身の細胞に届けられます。よって、エネルギー産生において、ヘモグロビンが非常に重要

な働きをしていることになります。

ヘモグロビンは、鉄を含む「ヘム」と、たんぱく質の一種である「グロビン」からなります。簡単に言えば、「ヘモグロビン＝鉄（ヘム）＋たんぱく質（グロビン）」。

全身の細胞に酸素を届けるヘモグロビンは、材料となる鉄があってこそつくられます。

私たちの体内にある鉄は、約3分の2が酸素を運ぶために使われます。

よって、鉄が不足すれば、全身の細胞に届けられるはずの酸素が不足することになります。こうなると、エネルギーの産生量がガクンと落ちてしまうのです。

私のクリニックの栄養医学専門外来に来られる患者さんの血液を調べると、最初、**ほぼ100パーセントの人に鉄不足**が見られます。現代人の鉄不足は、非常に深刻な状態です。

「朝起きられないのは栄養不足が原因」と前述しましたが、**朝の目覚めが悪いのも、鉄不足が主な原因**です。鉄の不足によってエネルギーの産生量が著しく減り、布団から出て行動を起こすというエネルギーを生み出せなくなっているのです。

私がよく耳にするのが「子どもが朝、起きてくれなくて困る」というお母さんたちの

鉄欠乏チェックリスト

□ 朝、起きるのがつらい
□ 少し動いただけで、疲労を感じる
□ 肌の色、とくに顔色が青白い
□ 気がつくと、青あざができている
□ ニキビや湿疹ができやすい
□ 冷え性で、足がむくみやすい
□ 胃に不快感があり、食欲がない
□ 立ちくらみ、めまい、頭痛がある
□ ものを飲み込むときに、つかえ感がある
□ 月経不順で、生理の出血量が多い

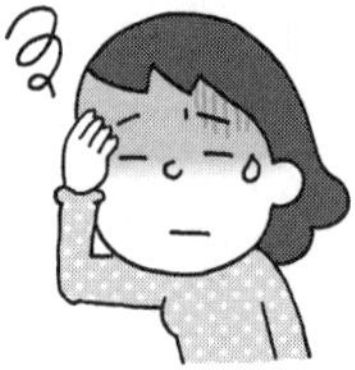

●3つ以上あてはまれば、鉄欠乏の可能性があります。

嘆きです。でも、子どもは「起きない」のではなく、「起きてはいけない」状態にある、と理解する必要があります。

鉄が不足すれば、エネルギーも不足します。起きるのがつらい、動くのがおっくうというのは、命を守るための一種の防御反応です。たとえば、燃料不足の車で公道に出たら、事故を起こします。人間も同じです。それを無理やり「起きなさい！」と叩き起こすことは、燃料不足の車をアクセル全開で走らせようとするのと同じことなのです。

鉄のとり方には、ポイントがある

朝、起きられない人は、どうやったらスッキリ起きられるようになるでしょうか。

答えは簡単。鉄を豊富に含むものを積極的に食べることです。

鉄は、動物性から植物性まで、さまざまな食品に含まれています。

その種類には、**「ヘム鉄」と「非ヘム鉄」**の2つがあります。

ヘム鉄は、動物性の食品に含まれる鉄で、たんぱく質と結びついています。一方の非ヘム鉄は、植物性の食品に含まれる鉄で、たんぱく質と結合していません。

たんぱく質と結びついているかどうかで、鉄の吸収率は違ってきます。ヘム鉄は、15～30パーセントが吸収されます。対して、非ヘム鉄の吸収率は、5パーセント以下です。

そう考えると、鉄は動物性の食品からとるのが効率的ということになります。

具体的には、**ヘム鉄は、豚や鶏、牛のレバー、赤身の肉、卵、マグロやカツオなどの赤身の魚、カキやアサリ、シジミなどの貝類、煮干しや丸干しのイワシなどに豊富**です。

ただ、ここで1つ問題があります。

肉には、飽和脂肪酸が多いことです。肉を熱した際に出る脂は、冷めると白く固まります。あれが飽和脂肪酸です。飽和脂肪酸は常温で固まる性質があります。それが血液中に入ると、血液をドロドロにする一因になります。高血圧症や高脂血症、糖尿病などは、飽和脂肪酸のとりすぎも原因の1つとして考えられています。

1つの栄養素をとるために、病気の芽も一緒にとり込んでしまう、こんなことはできるだけ避けたいところです。したがって「鉄を補うために、レバーや赤身の肉をたくさん食べよう」という考えは、避けたほうがよいと思います。

一方、ヘム鉄を安心して補給できる食べものがあります。マグロやカツオ、イワシ、貝類などです。魚介類は飽和脂肪酸が少ないためです。こちらは、毎日、積極的に食べたい食品です。

とはいえ、それだけで鉄の必要量をすべて補うのは難しいでしょう。どうすると現実的でしょうか。

マグロやカツオ、イワシ、貝類を食べつつ、**ホウレン草や小松菜、春菊、ヒジキなどの海藻、豆腐や大豆などの大豆食品に多く含まれている非ヘム鉄を積極的にとっていく**

ことです。

非ヘム鉄はヘム鉄に比べて吸収率が落ちますが、ヘム鉄と一緒にとることで、吸収率を高められるためです。

ビタミンCも、非ヘム鉄の吸収をよくします。ビタミンCはレモンやオレンジなどの柑橘類、キウイ、イチゴなどの果物に豊富です。

「果物はデザート。食事のおまけだから、あってもなくてもいい」

そう考えている人がいますが、果物も、食事を構成する大切な要素と考えましょう。**ビタミンCが豊富な果物を最後にとるかどうかで、鉄の吸収率が違ってきます。**それは、エネルギーの産生量が違ってくる、ということです。

なお、非ヘム鉄の吸収を妨げる可能性があるものとして、コーヒー、緑茶、玄米茶、紅茶などが挙げられます。これらの飲みものには、タンニンという成分が含まれます。

タンニンは、細胞の酸化を防ぐ優れた働きを持ちますが、一方で、非ヘム鉄の吸収を妨げる作用もあります。そのため、**食事と一緒にコーヒーやお茶を飲んでしまうと、非ヘム鉄の吸収率が下がり、エネルギーの産生量を減らす可能性が高い**のです。

ヘム鉄と非ヘム鉄の違い

	ヘム鉄	非ヘム鉄
吸収率	15〜30%	5%以下
多く含む食品	肉類・魚類	植物性食品（ホウレン草・小松菜・モロヘイヤ・大豆類など）海藻類・穀類・牛乳・卵・貝類
一緒にとると吸収率が上がるもの		肉類・魚類、ビタミンC
吸収を阻害するもの		タンニン・食物繊維
主な食品名	マグロ・カツオ・イワシ・アジ・カキ・アサリ・シジミ・赤貝・豚レバー・牛レバー・赤身の肉・卵など 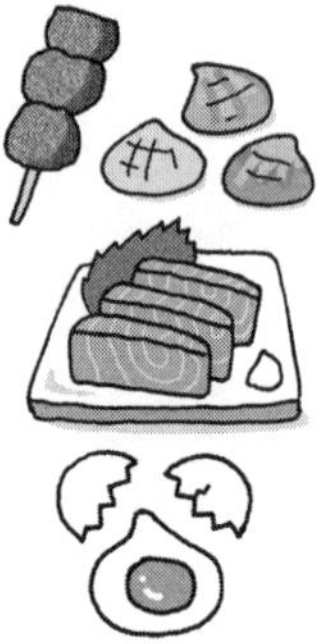	ホウレン草・小松菜・春菊・ヒジキ・納豆・豆腐・大豆・枝豆・切り干し大根・プルーンなど 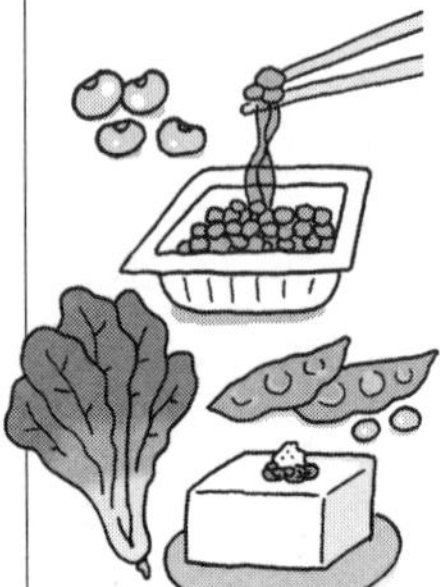

ですから、コーヒーや緑茶、玄米茶、紅茶は、食後１時間以上あけて飲むことをおすすめします。

「消化酵素」とは、栄養素を分解する〝ハサミ〟

私たちは1年に１０００回以上の食事をします。

人生１００年と考えると、単純に計算して生涯で10万回以上もの食事をすることになります。１食１食の積み重ねが、人生になるのです。

では、私たちが食べたものは、どのような流れで心身の栄養になっていくのでしょうか。この基本的なことが、栄養のとり方を考えるうえで非常に大切です。

身体や脳を動かすエネルギー源になるのは、「糖質」「たんぱく質」「脂質」という３つの栄養素です。生命に直接かかわる栄養素であることから、「３大栄養素」と呼ばれます。

次に必要とされるのが、「ビタミン」と「ミネラル」です。この２つを加えると「５

大栄養素」となります。**5大栄養素が体内でしっかり働いてこそ、人は健康を保てます。**

3大栄養素は、「消化酵素」という物質の働きで細かく分解されます。消化吸収には「消化酵素」が大切ということを知っている人は多いのですが、では実際にどのような働きをするのか、理解している人は少ないと思います。

一言で消化酵素といってもさまざまあり、どの栄養素を分解するのかは種類によって違います。ただ、主な働きは同じです。簡単に言えば、**担当する栄養素を「チョキンチョキン」と細かく切っていく〝ハサミ〟の役割**です。

私たちが食べたものは、歯で噛み砕くことで唾液と混じります。唾液のなかにも消化酵素がたっぷり含まれます。その消化酵素は、糖質をチョキンと分解する働きがあるのです。

次に、食べたものは、胃にたどり着きます。胃液には、たんぱく質を分解する消化酵素が含まれ、胃では主にたんぱく質の分解が行われています。

そのあと、十二指腸を通る際に、食べたものは胆汁酸と混じりあいます。胆汁酸には、脂質を分解する消化酵素が含まれます。

ここまでで、3大栄養素の分解はだいぶ進みます。ただし、身体に吸収されるためには、さらに小さな成分に分解される必要があります。

次に、食べたものが浴びることになるのは、膵臓から分泌される膵液です。膵液には3大栄養素すべてをさらに細かくチョキンチョキンと切り分ける消化酵素が含まれます。

そうして食べたものが腸へ届けられると、腸液を浴びることで、最終的にこれ以上分解できないという最小の栄養素に分解されます。腸液には、3大栄養素すべてを最小の分子に分解する消化酵素が含まれています。

以上のように、消化酵素の力を借りながら細かく分解された栄養素は、腸管から吸収されて血管に入っていきます。

栄養状態をよくするには、良質のたんぱく質が大事

ご存じの通り、血管とは、身体のすみずみまで張りめぐらされた栄養素の通り道です。その道をたどって栄養素は全身の細胞に届けられます。

人体を構成する細胞は、およそ60兆個あるとされます。栄養素は、そのすべての細胞にとり込まれ、エネルギーの産生や細胞の生まれ変わりに使われることになるのです。

一方、分解が不十分で血管に吸収されなかった栄養素は、どうなるでしょうか。すべて大便になって排出されます。**どんなにおいしく、豪華な食事をしたとしても、しっかりと分解され、吸収されなければ、エネルギーの原料になることも、細胞をつくる材料になることもない**のです。

つまり、必要な栄養素をきちんと体内にとり込むには、消化酵素の働きが重要です。消化酵素は、たんぱく質を材料につくられます。ですから、**消化酵素の働きをよくするためには、良質のたんぱく質が必要**です。たんぱく質は、肉、卵、魚介類、納豆や豆腐などの大豆食品に豊富です。ただし、前述したように肉には飽和脂肪酸が多いので、必要以上に食べすぎないことが大切です。

では、良質なたんぱく質は、何からとるのが望ましいでしょうか。

おすすめは、魚介類や納豆、豆腐などです。

なお、**たんぱく質の摂取量が少ない人は、胃液もつくられにくくなります**。胃液が少なければ、たんぱく質の分解がうまくいきません。こうなると、消化酵素も満足につくられなくなります。それは、栄養のすべてが体内で十分に使われなくなる、ということです。

このように、たった１つの栄養が不足するだけで、生じる弊害の大きさははかりしれないのです。

鉄をとると、人生がエネルギッシュに動き出す

では、細胞に入った栄養素は、エネルギーをどのようにつくり出すのでしょうか。

私たちの食事には、主食と呼ばれるものがあります。具体的には、お米やパン、麺類などの糖質です。

糖質は、腸のなかで、ブドウ糖（グルコース）という最小の栄養素になります。

ブドウ糖は、エネルギーをつくり出すスターターです。

１モル（物質の量の単位）のブドウ糖が細胞内にとり込まれると、ピルビン酸という

物質に変化します。この過程で、最終的に2ATPがつくられます。ATPとは「アデノシン3リン酸」の略で、簡単に言えばエネルギーのことです。

エネルギーも2ATPまでは、食べものさえとっていれば、誰にでもつくり出せます。たとえ、主食をとらなくても、ここまでは行きます。すべての食材に、ブドウ糖は少量であっても含まれるからです。

ただし、**2ATPのエネルギーというのは、呼吸や心臓などが行う生命活動ギリギリのライン**です。これだけでは、それ以上の活動ができません。生命を保つだけで精一杯です。ガス欠ギリギリの状態で、車を徐行運転させるようなものです。

エネルギッシュにポジティブに生きるには、もっと大量のエネルギーが必要です。

そこで求められるのが、鉄です。

鉄は、酸素を全身に運ぶために必要不可欠なミネラルとお話ししました。身体が多くの鉄を欲している理由は、もう1つあります。

鉄があれば、「TCA（トリカルボン酸）サイクル（クエン酸回路とも）」というシステムを使って大量のエネルギーをつくり出せるのです。**たった1つのブドウ糖から、最**

終的には、なんと38ATPを産生できます。

このとき、鉄と一緒に必要となるのが、ビタミンB群です。ビタミンB群も、大量のエネルギーを産生するために必要不可欠な栄養素です。

タコの刺し身はエネルギーの源に

鉄とビタミンB群は、エネルギーの産生にどのようにかかわっているのでしょうか。

1モルのブドウ糖は、細胞内に入ると、ピルビン酸という物質に変化する際、2ATPをつくり出すことはお話ししました。ピルビン酸は、鉄とビタミンB群の力を借りて、アセチルCoAという物質に変化します。このアセチルCoAがTCAサイクルを動かす原料になります。

TCAサイクルを動かす原料が増えれば、エネルギーの産生量も大幅に増えます。そのためには、鉄とビタミンB群が体内に十分にあるかどうかがポイントになります。**鉄とビタミンB群を食事からしっかり摂取できていれば、意欲的に活動するためのエネル**

ギーをたっぷりとつくり出せることになります。

では、TCAサイクルは、どこで働いているのでしょうか。

それは、細胞のなかにある「ミトコンドリア」という小器官です。ミトコンドリアは、1つの細胞内に数百から数千個も存在しています。

つまり、鉄とビタミンB群が細胞のなかにあれば、

「60兆個（細胞数）×数百～数千（1つの細胞内のミトコンドリア数）」

という膨大なエネルギー量を、私たちの身体は一気につくり出せるのです。

ミトコンドリアは、エネルギー産生のための、まさに「工場」です。工場の数を増やせば、産生できるエネルギー量もそのぶん増やせます。ここで役立つ栄養素があります。「タウリン」という栄養素です。**タウリンは、タコやイカの刺し身、スルメなどに豊富です。トマトやニンニク、ブロッコリースプラウトにも多く含まれます。**

とくにおすすめなのがタコの刺し身です。火を通すとタウリンの量がちょっと減ってしまうので、新鮮なタコが手に入ったときには刺し身で食べるとよいでしょう。加熱するならば、サッと炙《あぶ》るくらいがベストです。

なお、TCAサイクルのなかでは、物質が化学変化を起こしてエネルギーをつくり出していく際に、その都度、酵素が使われます。酵素は、たんぱく質からつくられます。ですから、エネルギーの産生量を増やすためには、良質なたんぱく質も必要です。

大事なことですから、以上のことを簡単にまとめます。

人間の体細胞は、60兆個あるとされています。その細胞内にあるミトコンドリアで産生されるエネルギーを使いながら、私たちは生きています。エネルギッシュに活動していくためには、たくさんのエネルギーが必要。**十分な量のエネルギーをつくり出す材料となるのが、鉄とビタミンB群とタウリンとたんぱく質**です。一方、ブドウ糖はスタートに必要なぶんだけあればよいので、主食はほんの少しとれば十分です。

たった1つの栄養素の不足で生じる危険

「疲れがとれない」「すぐに疲れてしまう」

日ごろ、そう感じることが多い人は、エネルギーの産生能力が落ちていると推測できます。TCAサイクルをうまく稼働できていないのだと思います。

「無理」「面倒くさい」「自分にはできない」「そんな簡単にできるはずがない」「やる気が出ない」

こんな口グセも、エネルギー産生能力が低い人の特徴です。

今日から、なにげなく自分が発する言葉に、意識を向けてみてください。ポジティブな言葉を発しているか、ネガティブな言葉が多くなっているかで、自分自身のエネルギー産生能力の程度を読みとることができます。

ネガティブな言葉がつい出てしまうときは、身体がエネルギー不足に陥っている表れです。思考を消極的にすることで、活動を控えさせようとしているのです。エネルギー量がわずかしかないから、脳が省エネモードに入っています。これでは、心身ともに活動的によりよい人生を生きていくことができません。

問題は、それだけではありません。エネルギーを十分につくり出せないと、さらに恐ろしい事態が起こる可能性があります。突然死を招く危険性があるのです。

たとえば、階段を上るだけで心臓がドキドキする人がいます。**息切れは、エネルギー**

不足を示す主な症状の1つです。階段を上るという日常生活をこなすだけのエネルギーをつくり出せなくなっているのです。そのわずかなエネルギー産生のために、心臓は懸命に働いて血液を循環させます。それによって、ドキドキと動悸《どうき》が起こるのです。

ただし、階段を上るだけで息切れがするという理由で医療機関を受診しても、心電図に異常は示されません。この時点で病気というカテゴリーから外され、「しばらく様子を見てください」と言われます。

しかし、この状態を放置したらどうなるでしょうか。

心臓は、日々過酷な労働を強いられ、疲弊していきます。その結果、数年後か数十年後に不整脈が起こり、ある日突然心臓が止まってしまう、ということが起きてもおかしくありません。階段を上るという日常的な活動だけで息切れを起こすのは、そうした危険性を抱えていることになります。

この息切れも、原因は鉄不足です。ビタミンB群やたんぱく質も足りていないのでしょう。**たった1つの栄養素を不足させることは、自ら死を招き寄せる行為にも等しいのです。**

やせている人にも心筋梗塞は起こる

心筋梗塞という病気があります。心臓の血管がふさがり、血液が流れなくなることで起こる命にかかわる病気です。

ある日突然起こるため、発症するまで「自分には関係ない」と思っている人がほとんどです。

しかし、**バランスの悪い食事、手軽な食事を習慣的にしている人にとって、心筋梗塞は決して無関係な病気ではありません**。

心筋梗塞を起こす人には、2つのタイプがあります。

1つは、太っている人です。内臓脂肪が多いことが原因で、血液に血の塊（血栓）ができやすく、それが心臓の血管で詰まることで起こります。実際、心筋梗塞の患者さんには肥満が多く見られます。

もう1つのタイプは、やせている人です。こちらは、意外に思われるかもしれませんが、**心筋梗塞はやせている人にも起こる病気**なのです。

なぜ、やせているのに、心筋梗塞が起こるのでしょうか。ここにも栄養不足がからんでいます。

「ブドウ糖はエネルギーをつくり出すスターター」とお話ししました。スターターがまったくなければ、エネルギーを産生できず、人は死んでしまいます。

ただ、太っている人は、たくさんの脂肪を身体に蓄えているため、その脂肪を分解してエネルギー源にできます。

ところが、やせている人は、よぶんな脂肪がありません。

人の身体は、体重の約20パーセントがたんぱく質です。心臓も筋肉も、すべての臓器はたんぱく質からつくられています。**スターターであるブドウ糖が外から入ってこなければ、やせている人の場合、身体を構成する大事なたんぱく質を壊して、エネルギーをつくり出す**ようになってしまうのです。

もちろん、心臓を全部壊すようなことはしません。死んでしまうからです。たんぱく質をスターターに代用するのにも限界がある、ということです。その限界が「3分の2」です。言い換えれば、身体は心臓が3分の2に小さくなるまでたんぱく質を使う、ということです。

もともとやせている人が、絶食する危険性はここにあります。

極端なダイエットをしたり、菜食主義に徹したり、食欲がないと食べなかったり、食事の間隔が長くあいてしまったりすると、まず筋肉のたんぱく質が使われます。3分の2の筋肉が減らされると、次に、心臓などの臓器のたんぱく質が使われます。

いったん小さくなった心臓は、二度ともとには戻りません。通常の3分の2という大きさで働き続けなければならなくなるのです。それは、疲れやすく、故障しやすい心臓です。

俳優やスポーツ選手など、やせている人が心筋梗塞を発症してニュースになることがあります。**やせていて元々たんぱく質の少ない人が、欠食やバランスの悪い食事をしてしまうと、摂取する糖質やたんぱく質が減ります。それが心臓に大きな負担をかける**のです。

こうして起こる心筋梗塞を「やせ型心筋梗塞」と呼びます。

絶食して脂肪が燃焼するのは3日目から

やせている人とは反対に、太っている人は無駄な脂肪を落とすことが心筋梗塞の予防になります。「健康のため」とダイエットを実践した経験のある人は多いでしょう。

太っている人が欠食すると、最初の２日間は、身体に蓄えられたたんぱく質が使われます。でも、本当に消費したいのは、たんぱく質ではなく脂肪です。たんぱく質は、なるべく減らしたくありません。

最近は、ファスティングといって、健康のために断食に挑戦する人も多いようです。太っている人がファスティングの効果を実感できるのは、３日目からです。

3日目になってようやく、身体に蓄えられた脂肪がエネルギー源として使われます。すると、脂肪が一気に消費され、体重が減ります。身体もスリムになります。ただ、脂肪がエネルギー源になる前の２日間は、たんぱく質が消費されていきます。これによって、不調を日常的に感じやすい身体になる可能性も高くなります。

一方、もっと安全に、なおかつ健康的に美しくやせていく方法があります。

それが第4章で紹介する食事療法です。**おいしくたくさん食べているのに、おなか周りのぜい肉が自然と落ちていく、栄養医学に基づいたすばらしい方法**です。体内のたんぱく質が減る心配もありません。

苦労せず、健康を害したりせず、美しくやせたい、というすべての人の願いを叶える食事療法です。

イライラの原因は、糖質のとりすぎにあった

第4章で紹介する食事療法を、私は「時計回りプレート」と名づけています。

この食事療法で重視していることの1つが、血糖値の調整です。血糖値とは、血液中に含まれるブドウ糖の量の値のことです。

血糖値は、糖尿病の予防や治療で重視される指標です。しかし、問題はそこにとどまりません。**血糖値とは人の性格に強い影響を与える数値**でもあるのです。

たとえば、空腹時にご飯やパンなどの主食、お菓子やケーキ、アイスクリームなどを

食べることがあると思います。そのとき、体内ではどのようなことが起こっているか、ご存じでしょうか。

空腹時に、糖質をとると、血糖値が一気に上がります。すると、インスリンというホルモンが膵臓から大量に分泌されます。インスリンは、ブドウ糖を細胞内にとり込むホルモンです。

血液中のブドウ糖が急激に増えれば、インスリンの分泌量も急激に増えます。すると、インスリンの働きで、今度は血糖値が急激に下がります。

人の身体にとって、命の危険性がより高いのは、高血糖より低血糖です。エネルギー産生のスターターであるブドウ糖を、細胞が得られなくなるからです。

人体にとって、命の危険を避けることは、何よりも優先されます。**低血糖を防ぐため、体内では一気に「グルカゴン」と「ノルアドレナリン」という２つのホルモンが分泌**されます。

グルカゴンは、インスリンと同じく膵臓から分泌されます。ただし、その働きはインスリンと反対で、血糖値を上げる作用があります。血糖値を上げたり下げたりなどの調整を、インスリンと拮抗しながら行うホルモンです。

そのグルカゴンと同時にノルアドレナリンも分泌されます。このホルモンにも血糖値を上げる作用があります。グルカゴンとノルアドレナリンが同時に分泌されることで、血糖値は再び上がります。すると再びインスリンが放出されて、血糖値が下がります。

空腹時に大量の糖質をとることは、血糖値のこうした乱高下をくり返す状態をつくり出すことになるのです。

この**血糖値の乱高下は、血管を傷つけますし、膵臓を疲弊させます**。そのことが糖尿病や高血圧症、動脈硬化症などの生活習慣病を発症する原因になってしまいます。

しかも、人の性格を変えてしまう力まであるのです。ノルアドレナリンの分泌量が増えるためです。

ノルアドレナリンは別名を「ストレスホルモン」と言います。幸福感を生むのとは、正反対の働きをします。気持ちを不安定にし、イライラしやすく、怒りっぽい性格をつくり出すのです。しかも、脳がネガティブな思考に支配されるようになります。こうなると、今ある幸せを、自ら壊していくような思考に陥りやすくなります。

つまり、**空腹時にいきなり主食から食べたり、糖質の多いお菓子やスイーツを食べたりする人は、ネガティブな思考に支配されやすく、人生を楽しめない生き方をしてしまう**のです。

実際、うつ病、パニック障害、慢性頭痛、めまい、慢性疲労症候群、睡眠時無呼吸症候群、不登校などは、低血糖に起因する、と考えられています。

こうした事態を避けるには、血糖値の乱高下を防ぐことが欠かせません。

そのためには、食事のとり方が重要です。第4章で紹介する時計回りプレートは、血糖値の上り下りをゆるやかにするよう工夫されています。

食事をすれば、血糖値は必ず上がります。ただ、ゆるやかに上がっていけば、インスリンの分泌もゆるやかになり、血糖が下がるのもゆるやかになります。低血糖に陥ることもないので、グルカゴンやノルアドレナリンが分泌されることもありません。これによって、性格がおだやかになり、幸福感も高まります。

性格には、生まれ持ったものがあります。しかし、**性格のほとんどの部分は、食事によってつくられています**。その一端を握っているのが、血糖値です。

糖質のとり方には注意が必要

血糖値はどう推移する？

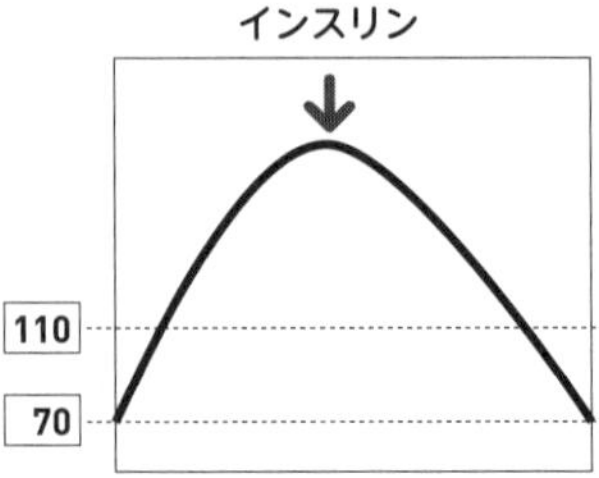

血糖値が急激に下がると、ストレスホルモンのノルアドレナリンが出る。血糖値がゆっくりと下がれば、ノルアドレナリンは分泌されない。

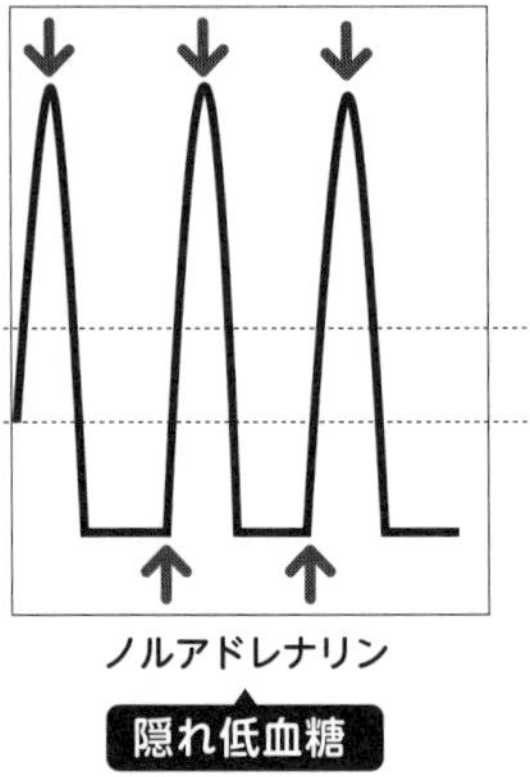

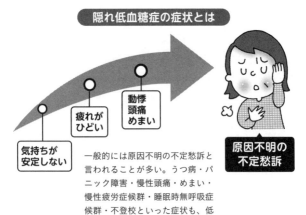

隠れ低血糖症の症状とは

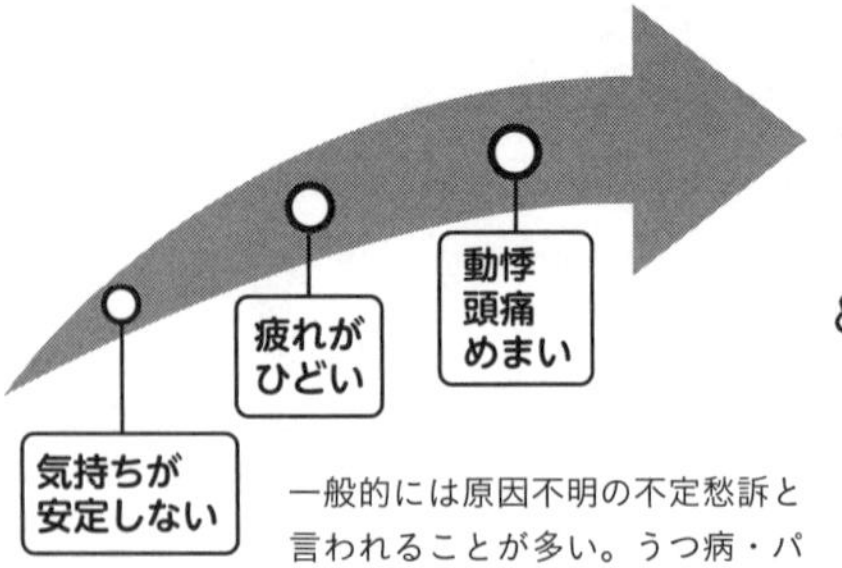

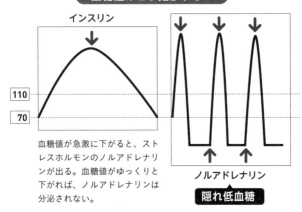

一般的には原因不明の不定愁訴と言われることが多い。うつ病・パニック障害・慢性頭痛・めまい・慢性疲労症候群・睡眠時無呼吸症候群・不登校といった症状も、低血糖に起因する

人生を楽しむメンタルの土台は、血糖値のゆるやかな上がり下がりにあったのです。

誤った食事法が、成功と幸せを遠ざける

糖質のとり方に注意が必要な理由は、もう1つあります。

それは、「糖化」です。

糖化は今、人体を急速に老化させる現象として注目されています。

糖化とは、血液中をめぐっているよぶんなブドウ糖が、体内のたんぱく質と結びつく現象のことです。たんぱく質が糖化すると、もとのきれいな状態から変質し、その組織をボロボロにします。そうして身体のいたるところを老化させ、働きを悪化させ、病気の発症をうながすのです。

糖化の進行によって起こる病気の典型が、糖尿病です。

糖尿病は、「病気のデパート」とも呼ばれます。腎臓病などの合併症を起こしますし、視力を低下させて失明させることもあります。下肢を切断せざるを得ないこともありま

す。血管で糖化が起こると動脈硬化が進み、心筋梗塞や脳梗塞のリスクを高めます。高血圧症や脂質異常症なども起こします。

こうした合併症のすべては、血液中をよぶんにめぐる糖が、血管や臓器のたんぱく質を糖化させることで起こってきます。糖化によって、動脈や毛細血管が劣化し、臓器も老化することで万病が引き寄せられてしまうのです。

糖尿病を発症していない人は、「人ごと」と感じるかもしれません。しかし糖化は、糖質を当たり前のようにとっている人には、誰にでも起こる現象です。

たとえば、**脳で糖化が起これば、脳細胞が老化して、思考力が低下**します。もの忘れも多くなるでしょう。やる気も起こりにくくなります。しかも、認知症の発症にも糖化が関与していることがわかっています。**脳が糖化することは、成功と幸せが人生から遠ざかっていく**ことを意味します。

とくに、**太っている人の体内で糖化は進みやすくなります**。太っている人ほど老けて見えるのは、糖化が老化をうながしているからです。

なぜ、太っている身体では、糖化が進みやすいのでしょうか。

現代人が太るいちばんの原因は、糖質のとりすぎです。ご飯やパン、麺などの主食、ケーキやアイスクリームなどのスイーツ、スナック菓子やせんべいなどの菓子類は、糖質を大量に含みます。いずれも手に入れやすく、口にしやすい食べものです。現代社会に生きていると、食事が糖質に偏りやすいのです。実際、パスタやラーメン、うどん、パンなど、糖質に偏った食事ですませている人のなんと多いことか。

ブドウ糖は、エネルギー産生のスターターです。でも、量はほんの少しでよいのです。前述したように、私たちの身体は、ブドウ糖が少しだけあれば、大量のエネルギーをつくり出せるようにできているのです。

エネルギー源として使われなかった糖は、血管をめぐったのち、脂肪に変換されて身体に蓄えられます。ブドウ糖がどんなによぶんに血管内をめぐっていたとしても、身体はそれを体外に出すことなく、「いずれ必要になる」と蓄えてしまうのです。これが、太っている人ほど、体内で糖化が進みやすい理由です。

ですから、太っている人は、適正体重まで脂肪を落とすことが重要です。それが、体内の糖化を止め、万病を防ぎ、成功と幸せを引き寄せるために欠かせません。

とはいえ、むやみにダイエットしても、糖化は止められません。ダイエットにカロリー制限をとり入れる人は多いのですが、その方法では糖化を止められないのです。血糖値の変動に注意を払っていないからです。

一方、本書で紹介する時計回りプレートでは、糖化を止めながら美しくやせていくことができます。やせる方法はさまざまありますが、**今より健康になるうえ、細胞レベルから若々しくなり、能力も幸福感も高まって、最終的には人生まで変えていく作用が時計回りプレートにはあります。**

甘いもの好きの人はネガティブ思考

時計回りプレートは、実践するすべての人の人生を変えていきます。

その土台の1つとなっているのが、血糖値をゆるやかに上げ、ゆるやかに下げ、糖化を防ぐ食事のしかたです。この点に気をつけるだけでも、思考のネガティブさは減り、ポジティブに変わってきます。

反対に、人生を壊してしまう食べ方があります。

最悪なのが、「ちょこちょこ食べ」です。食事のあいまに、アメをなめたり、お菓子を食べたり、ジュースや缶コーヒーを飲んだりすることです。これらは糖質の塊のような食べものです。ちょっと口に入れただけで、血糖値の乱高下を引き起こします。体内の糖化が進み、血管をボロボロにして、万病を引き寄せます。

ところが、ちょこちょこ食べは習慣になりやすく、いったん習慣化してしまうと、なかなかやめられないのです。なぜなら、ちょこちょこと糖質をとっていることで、脳内でノルアドレナリンがその都度分泌されてしまうからです。

ノルアドレナリンは前述したように、ストレスホルモンであり、思考をネガティブにします。それによって、気持ちが不安定になります。イライラもしやすくなります。その**悪循環から抜け出したくて、脳はさらに甘いものを求めます**。空腹時に甘いものが入ってくると、血糖値が一気に上がり、脳が満足するからです。しかし、すぐに血糖値が低下し、ノルアドレナリンの分泌を再びうながすことになってしまいます。

この悪循環を断ち切るには、とにかく意識して間食をやめることです。

最初のうちはイライラして、甘いものを口にしたくてしかたがないでしょう。それは、脳が求めているからです。ここは、1週間だけグッとがまんしてみてください。すると、「甘いものを食べたい！」という気持ちがだいぶおさまってきます。ノルアドレナリンの分泌が減ってくるからです。

すると、気持ちがおだやかになり、ちょっとしたことでイライラしなくなります。**心が安定して思考がポジティブになってくると、脳にとってはそちらのほうが心地よいので、糖質への依存も改善されていきます。**

ちょこちょこ食べの次によくないのは、丼ものです。

具体的には、カレーライス、牛丼、親子丼、海鮮丼、焼き肉丼などです。

たっぷりの糖質の上にたんぱく質と脂質をのせて食べるような食事も、やはり糖化を進めます。

ラーメンやうどん、パスタ、パンなど、糖質をメインとする料理のみで食事をすませるのも、糖化をうながします。

このような食べ方をくり返していると、人生が壊れます。**たった一度の人生が、食事**

のしかただけで変わってしまうのです。これが理解できれば、人生をよりよくしていくのは簡単です。成功と幸せを引き寄せる食事を日々心がけるだけでよいのです。

第2章　最高の自分を引き出す「ホルモン」の力

健康な脳細胞のつくり方

人生が楽しいのか、つらいのかは、外の世界で起こる出来事による、と多くの人は考えます。

しかし、実際に決めているのは、自分自身の脳です。人生、「楽しい」と思うことがあれば、「つらい」「大変」と感じることもあるのは、すべての人に共通です。人生を楽しめる人は、つらいことや大変なこともポジティブな思考力で乗り越え、さらにすばらしい人生を築いていく糧にしていくのです。

そうした**前向きな心とは、健康な脳細胞がつくります**。思考をつかさどるのは、脳細胞だからです。

本章では、「健康な脳細胞のつくり方」をお話ししていきます。これが実践できると、人生が劇的に変わっていきます。**思考が自ずとポジティブになるため、あらゆることを楽しみ、やりたいことにチャレンジし、成功をつかむ意欲が高まっていきます。**

では、健全な脳細胞をつくるには、何が大切でしょうか。

たった1つ、栄養の整った食事です。時計回りプレートとは、健康な脳細胞をつくる実践法でもあるのです。

事実、食べものが悪いと、脳細胞はダメージを負います。すると、思考はネガティブなほうへ引きずられていきます。こうなると、もう自分の力だけでは抜け出せないほど、物事を悪いほう悪いほうへと考えるようになってしまいます。

それでも多くの人は、負の力に屈することを拒み、人生をよい方向へ引き上げようとがんばります。自己啓発本を読んだり、精神統一をしたり、メンタルトレーニングを受けたりします。

しかし、そうしたことを行うのは、日々の食事を整えてからです。むしろ、そんなことをがんばらなくても、食事さえきちんと整えていれば、人生はひとりでに上向いていきます。脳細胞が健康になるので、思考が自ずとポジティブになるからです。**人生を楽しむ思考回路は、食事によってつくられるのです。**

だからこそ、栄養の整った食事ができている人は、楽しくてしかたがない人生を送ることができるのです。

人の能力を高める「シナプス」の増やし方

チャレンジ精神旺盛に、人生をどんどん切り開いていく人がいます。やりたいことをやり、会いたい人に会いに行く。そのためのパワーが自分のなかから勝手にわいてくるので、思った通りに動いていけます。理想の人生が築かれていくので、毎日が楽しくてしかたがありません。

こうしたチャレンジ精神を「年齢」で考える人がいます。「若いからできるんだよ」と言う人です。しかし、実のところ年齢は関係ありません。年齢を重ねていても若くても、チャレンジ精神が旺盛な人がいれば、「自分の人生、こんなものだ」とあきらめている人もいます。

自分の人生を「こんなものだ」とあきらめてしまうことほど、もったいないことがあるでしょうか。しかし、**脳にとっては、思考がネガティブになるのは、ある意味、自然な現象**なのです。

人の脳の神経細胞は、誕生時には約１４０億個もあるとされています。生後２カ月まではどんどん増え続けます。その後、神経細胞の重量も増えます。そして、脳の神経細胞の数に限ってお話しすれば、３歳までに80パーセント、６歳までに90パーセント、20歳で１００パーセント完成します。

ところが、完成したはずの**脳の神経細胞が、20歳を過ぎると1秒間に1個ずつ死んでいきます**。１日に約10万個の神経細胞が死ぬと計算すると、１年で３６５０万個、10年では３億６５００億個も減っていってしまうのです。

神経細胞が減れば、思考力も衰えます。思考をつかさどっているのが、神経細胞だからです。

よって、私たちがポジティブな思考を持ち続けるためには、ここをなんとかする必要があります。

３歳までの子どもであれば、脳の神経細胞を標準的な数より大幅に増やすことが可能です。そのために重要になるのが、母親の力です。母親が子どもとどう接するかで、神経細胞の数が決まってくる、というのは、医学的にも明らかな事実です。よって、神経細胞を増やせる家庭環境で育った人ほど、能力も高くなります。

ただ、人の能力を決めるのはそれだけではありません。むしろ、ここからが大事です。左ページの図を見てください。神経細胞からは足がはえ、その足の先には、たくさんのアンテナが出ています。専門的な言葉になりますが、神経細胞からはえる足の部分を「樹状突起」、樹状突起から何本か出ているアンテナの部分を「シナプス」と呼びます。

このシナプスというアンテナは、隣りあう神経細胞のシナプスと手を結ぶように接し、情報の交換をしています。シナプスが多い人ほど情報の伝達スピードが速くなります。それによって思考のスピードは速く、その力は強くなります。

シナプスは、何歳になっても、いくらでも増やすことができます。

ただし、増やすために必要なことがあります。「楽しい！」と感じる刺激です。「嫌い」「イヤだ」「おもしろくない」「面倒」というネガティブな感情が動いているときには、いくらがんばってもシナプスを増やせません。

反対に、**「楽しい」「おもしろい」「もっとやりたい」「もっと知りたい」というポジティブな感情が動くと、シナプスはどんどん増えていく**のです。

では、1つの神経細胞から出ているシナプスが100個の人と、1万個の人、どちら

脳細胞は増えない

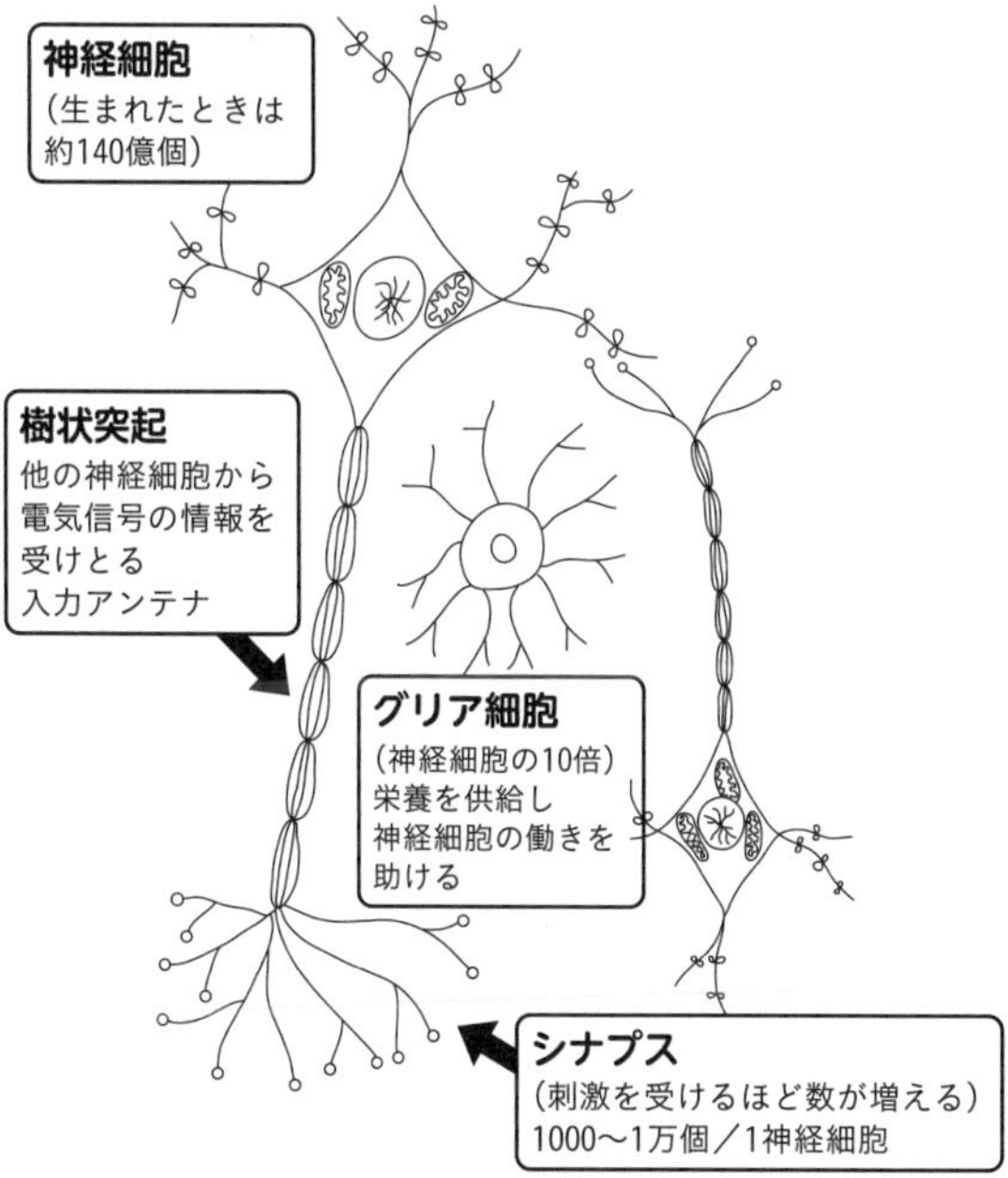

- 脳の神経細胞は1000億〜2000億個
- 生まれたとき、約140億個の神経細胞の数は生後2カ月まで増加し、20歳で100パーセント完成する
- 脳の重量が増えるのは神経細胞が大きくなり、細胞間ネットワークが増えるから
- 新生児約400g（5歳まで急速成長）→ 成人1200〜1400g
- グリア細胞　40〜50歳まで増える（天才はこの数が多い）

20歳以降は1日に10万個ずつ減少

の能力が高くなるでしょうか。答えは明らかです。アンテナの数が増えるほど、脳の情報ネットワークは緻密にスピーディに発達します。これが人の能力の差となって表に出てくるのです。

1つのことから1つしか気づけないのか、10個を気づけるのか、それとも100個を気づけるのか。これこそ神経細胞の数、そしてシナプスの数で決まってくることです。これは非常に大きな違いです。たとえば今、自分の神経細胞が140億個あったとします。1つの神経細胞からシナプスを1個増やせれば、140億単位での能力の違いになって表れるということです。

神経細胞の数は、大人になってから増やせず、20歳を過ぎたら減るばかり。ですが、シナプスは自分しだいで数をどんどん増やせます。**シナプスをいかに増やせるかが、人生を決める大前提になってきます。**

つまり、20歳以降もチャレンジ精神旺盛に人生をアクティブに楽しんでいる人とは、日々、シナプスを上手に増やしている人なのです。

ドーパミンの分泌量を増やして、脳を活性化

ところが、**大人ほどシナプスの数を増やすのが難しくなります**。

なぜなら、加齢とともに知識や経験が増えるからです。自分の能力の限界も、見えてくる。すると、「やったところで、こんなものだろう」と結果が先に予測できてしまい、新しいことにチャレンジするときのワクワクした気持ちやときめきを持てなくなってしまうのです。

このことがシナプスを増やすうえで、高いハードルになって立ちはだかります。

この壁をとり払う必要があります。そのためには、ドーパミンというホルモンの分泌が重要です。

ホルモンとは、身体の働きを調整する内分泌で、情報を伝達する働きもあります。脳のなかで情報伝達に働くホルモンは「情報伝達物質」とも呼ばれます。

情報伝達物質にはさまざまな種類があり、種類によって働き方が違います。

ドーパミンは、「幸せを記憶する快楽ホルモン」であり、「生きる意欲をつくるホルモ

ン」です。恋愛時にときめいたり、ワクワクしたり、興奮したり、快楽を覚えたりするのもドーパミンの働きで、「恋愛ホルモン」とも呼ばれます。

このドーパミンが脳でたくさん分泌していると、**「快」の感情がわきやすく、思考がポジティブになります**。

脳がその状態にあるときに、新しい知識を求めたり、新たなチャレンジをしたりすると、「楽しい！」という感情がどんどんわき起こってきます。それによって、シナプスの数を増やすことができるのです。

反対に、ドーパミンを分泌できなくなっている脳では、シナプスも増えません。

つまり、**人の能力はドーパミンで決まる**、と言えるほど、重要なホルモンなのです。

では、ドーパミンを増やすには、どうすればよいのでしょうか。

もっとも重要なのは、ドーパミンをつくり出すために必要な栄養素をとることです。その栄養素とは、**「良質なたんぱく質」「鉄」「L-チロシン」「ビタミンB_6」**です。これらが何か1つでも欠けていると、ドーパミンはつくられなくなります。

時計回りプレートは、これらの栄養素をきちんと摂取できる構成になっています。

人の性格を決定づける４つのホルモン

人は性格によって生き方も変わってきます。

「よりよい人生を生きたい」と願っても、性格に邪魔されることがあります。反対に、新しいことにどんどんチャレンジしていく気持ちをつくってくれるのも、性格です。

「性格は変わらない」と思い込んでいる人もいますが、実は簡単に変えられます。性格を決めているのもホルモンであり、その分泌のしかたは栄養の整え方で違ってきます。

つまり、**食べものと食べ方を変えれば、性格も変わる**のです。

性格を決めているのは次の４つのホルモンです。これらのカクテル具合で、性格は違ってきます。

◎ドーパミン………「幸せを記憶する快楽ホルモン」「生きる意欲をつくるホルモン」「恋愛ホルモン」

◎セロトニン………「リラックスホルモン」「精神安定ホルモン」「幸せホルモン」「調整ホルモン」

◎テストステロン…「男性ホルモン」「競争ホルモン」

◎エストロゲン……「女性ホルモン」「母性ホルモン」

これらの4つのホルモンは、すべての人の体内で分泌されています。男性の体内でも、微量ながら女性ホルモンは出ていますし、女性の体内でも男性ホルモンはつくられています。

ただし、分泌量は人によって違います。どのホルモンが優位に働いているかによって、性格の特徴や考え方が変わってくるのです。つまり、**どんな自分になりたいか、どんな人生を築きたいかは、ホルモンの量とバランスで決まります。**

これを決めているのが、自分が毎日食べているものなのです。

意欲のホルモンは10年ごとに減っていく

人は誰もが「最高の人生を築きたい」と心のなかで願っていると思います。

人に好かれ、異性にモテて、家庭は幸せそのもの、仕事では存分に能力を発揮し、経済的にも成功している。そして、そんな人生を築いている人たちには、共通点があります。みな、「今の自分が最高」と毎日を楽しんでいることです。

ワクワクとした気持ちで今日を意欲的に楽しめる性格。この性格をつくるホルモンが、ドーパミンです。ドーパミンは、シナプスの数を増やす作用がある一方、やる気やモチベーションを高める働きもあります。

ところが、**ドーパミンの分泌量は、10年で10パーセントずつ減っていきます。**これも自然の成り行きの1つです。

幼いころには好奇心旺盛で、なんでも「自分でやりたい！」と意欲に満ちていた子どもが、10代になると「やりたい！」と口にする回数が減っていきます。それでも目をキラキラと輝かせて、勉強や部活などをがんばっていますが、20代になると、さらに「やりたい」という気持ちは失せていき、「やらなければならないこと」「がんばること」が増えていきます。

30代になると、会社や家庭のパートナーに「やらされている」と感じる気持ちが強くなり、40代になると「自分はこんなものか」とあきらめの気持ちが出てきます。

50代になると、自分の人生の先が見えてくる思いにとらわれる人が多くなります。60代、70代になると、生活に刺激を感じることも減り、モチベーションは著しく落ちていきます。

このように、人生のなかでモチベーションも意欲も下降線をたどっていく現象こそ、ドーパミンが減っていく表れです。**最高の人生を築くためには、そうした自然の成り行きに流されず、何歳になってもドーパミンを十分に分泌できる状態に自分を整える**ことが重要です。

ドーパミンを枯らさない最高の方法

ドーパミンの分泌には、他のホルモンには見られない大きな特徴があります。
それは、「期間限定のホルモン」ということです。

意欲を高めるドーパミンは、目標や夢を持ってスタートラインに立つと、ドーンと脳内で分泌されます。この**分泌期間が、だいたい6カ月から長くて3年**です。そして、その目標が達成されると、その分泌量は一気にゼロに近づきます。

すると、今度はそれ以上の目標がないと、ドーパミンが再びドーンとは分泌されなくなります。しかも、**分泌量がゼロに近づくと、「人生、もうどうでもいい」というネガティブな感情から抜け出せなくなります**。燃えつきたように意欲が失われてしまうのです。

このギャップが人生に疲れを感じさせてしまうという、扱いの難しさがドーパミンにはあります。

ドーパミンを順調に分泌し続けるには、目標をどんどん高くしていく必要があります。

成功すればするほど分泌していくものの、成功の喜びが小さくなれば、ドーパミンは分泌されなくなります。

実際、若いころに成功した人ほど、次の目標を見つけるのが大変です。前回より高い目標と成功がなければ、ドーパミンは分泌されません。若いころ成功した人が、いつしか「もう、こんなもんでいいや」と人生を投げやりになっていく姿をよく見ますが、それはドーパミンの分泌が止まってしまっているためなのです。

これは、本当にもったいないことです。では、どうするとよいでしょうか。

ドーパミンは、報酬があると出やすいホルモンです。ご褒美が大事です。お金、地位、名誉、すてきな恋人、合格など、人生のご褒美に何を欲するかは人によって異なりますが、「目標となるものを獲得したい」という思いがドーパミンの分泌を支えます。

こうした性質を利用して、ドーパミンを枯渇させない方法があります。それを私は「ドーパミンサイクル」と呼んでいます。

よく夢の実現のために、「階段を1段1段上がっていく」という表現をしますが、右肩上がりの階段では、目標地点に到達したとたんにドーパミンの分泌がゼロになってしまいます。ですから、目標に終わりをつくらないことが重要です。

具体的には、夢の実現に向けて、螺旋階段を上っていくようなイメージを持つことです。神秘的で曲線の美しい、上るごとにワクワクするような螺旋階段を、ぜひイメージしてみてください。

そんな螺旋階段を上っていくイメージで、**目標が達成する数歩手前で、新たな目標を設定することを人生でくり返していくと、ドーパミンをゼロにさせずにすみます。**

わかりにくいと思いますので、さらに具体的に説明しましょう。ドーパミンの分泌期間は、６カ月から３年です。そこで、まず人生を変えるほどの大きな目標を１つ掲げます。それを３年後までに達成すると、自分で決めます。

その大きな目標に向かうための第１歩になる小さな目標を決め、達成期間を６カ月後に設定します。第２歩目となる目標も決めておき、一つひとつ６カ月単位で達成させていく。すると、３年後には人生を変える大きな目標が達成されています。

ここでもっとも重要なのは、目標を達成する前に、次の３年間の大きな目標を決めておくこと。そして、６カ月単位で実現可能な目標を設定し、新たな１歩を踏み出していきます。

このように**最高の人生をワクワクした気持ちでイメージしながら毎日を過ごしていくと、ドーパミンを枯らさずにすみます**。一つひとつの目標を設定し、実現していくごとに、さらに多くのドーパミンを分泌できます。そうしてドーパミンサイクルを拡大していくごとに、人生もさらに豊かになっていくのです。

このドーパミンサイクルを築くうえで、もう1つ大切なのは、ご褒美をあらかじめ決めておくことです。「この目標を実現したら、自分にこのご褒美をあげる」と目標の設定とご褒美をセットで決めておきます。

ご褒美は、そのとき、今、自分がいちばん欲しいものを買うことでもいいし、すてきなレストランでの食事、行きたい場所へ旅行し、泊まりたい場所に宿泊することでもよいでしょう。資格の取得を目標にしたときには、合格そのものが最高のご褒美になります。

こんなふうに**ドーパミンサイクルのなかで生きていると、人生をいつもワクワクしながら過ごし、成功のステップを積み重ねていくことができます**。しかも、シナプスの数がどんどん増えていくので、歳を得るごとに能力が高まっていきます。

その前提として、もっとも大切なのが食事です。栄養が整っていれば、キラキラと輝く目標を心に持っている限り、ドーパミンを一生分泌させ続けることができます。すると、楽しくて思いのままの人生を築くことができるのです。

脳の欲求は無限大、人生の成功も無限大

では、どのように目標を設定すると、ドーパミンを豊富に分泌できるでしょうか。

脳は、「大好き、楽しい」と感じることへのチャレンジが、何よりも好きです。ですから、「好きだな」「こんな自分になったらすごいな、すてきだな」と想像してワクワクすることを目標にするとよいのです。

好きだな、すてきだなと感じることは、人生のなかでいくつもあるはずです。そのなかからまずは１つ選び、３年後どんな自分になっていたいか、目標を決めます。それが、ドーパミンサイクルの「人生を変えるほどの大きな目標」につながります。

目標は人それぞれですから、どんなことでもかまいません。

自分の思考に枠や制限を設けることなく、脳がワクワクする方向へと考えをめぐらせながら、3年後のなりたい自分を想像します。そして、その第1歩として、6カ月後に達成できる目標を定めます。この6カ月後の目標も、ワクワクした気持ちとともに考えることが大切です。そうしていると、ドーパミンがドーンと分泌されます。

ドーパミンが分泌されると、楽しくてワクワクする気持ちが強まります。ワクワクする思いは、目標を実現していく意欲をさらに高めてくれます。やりたいと思うことにチャレンジできる自分になっていくのです。

1つの目標を達成すれば、なりたい自分に1歩近づきます。それは、自分自身にとって最高にうれしいご褒美となるでしょう。

そして、このご褒美の前には、次の目標を持っておくことです。「これが終わってから考える」はNGで、「こんなことをやりたい」「あんな自分になりたい」と心が躍ることを、次々と目標にしていくことです。**目標を途絶えさせないことが大事。**そして、常に心がワクワクと躍ることを目標にすることです。その快感が、ドーパミンを途絶えることなく分泌させ続けるのです。

「大好き」と感じることへのチャレンジに対して、脳の欲求は無限大です。ドーパミンサイクルのなかで生きている限り、脳は、快感を覚える目標（ご褒美）を次々に与えてくるでしょう。それはつまり、あなたの可能性も無限大、そして成功も無限大ということです。このドーパミンサイクルをつくることで、人は誰でも「楽しくてしかたがない人生」を築いていくことができるのです。

なお、夢はときに変化することもあります。そのときには柔軟に目標を変えていきましょう。大事なのは、自分の人生にワクワクする感情を持っていること。いつもどんなときも**人生の夢をワクワクする気持ちでイメージしながら、1歩先の目標を目指すことで、ドーパミンサイクルを、ものの見事に発展させていくことができます。**

ドーパミン優位の性格とは、刺激的な人生を愛する人

ドーパミンは、理想の人生を築くうえで必要不可欠なホルモンですが、弱点もあることを十分に理解しておいてください。

というのも、ドーパミンの働きを自らコントロールしないと、ときに暴走し、社会性を逸脱してしまうことが起こってしまうのです。

たとえば、ドーパミンが働きすぎる性格である「ドーパミン型」の人は、群れることを好みません。**自分が楽しければ、人がなんと言おうとかまわない、というタイプ**です。周りのことはおかまいなしに、ワクワクする目標に向かってどんどん突き進む力強さを持ちます。

『アリとキリギリス』の童話にたとえるならば、キリギリスタイプ。性格がドーパミン型になると、「楽しい」と思うことが好きで、コツコツ必死に生きたいとは思えなくなります。人生が楽しくてしかたがなくなって、思ったことに次々にチャレンジし、成功を収めていくので、経済力も高くなります。地位も名誉も自然と手に入れます。だから、無理にがんばる必要もなくなります。

ただ、周囲に目を向けるのが下手になります。**成功しているときにはよいのですが、次の目標を持てなくなったときに、人生が危うくなります。**人生を楽しんでいるときに、周りの人の気持ちを考えず、「自分がよければいい」と突っ走ってしまうからです。そのため、ドーパミンが出なくなった瞬間、燃えつき、孤独感をつのらせます。そして、ときに死にたいくらいの気持ちになってしまうことが起きるのです。

ドーパミン型は、一言で言うならば「オンリーワンタイプ」です。

男性の場合は、自分の能力を信じ、世界を切り開いていける魅力的な人物です。

ただ、いつも刺激を求めていないと満足できない性格から、浮気をする可能性も高くなります。１人だけを愛し続けるのは苦手で、より刺激的な女性を求めます。

美しい女性たちにチヤホヤされるのも大好きです。ドーパミン男子にとって、刺激的な出会いと恋をくり返すのはこのうえないご褒美になります。

刺激を求める性格は、仕事の面でも発揮されます。やりたいと思うことがどんどん変わっていきます。起業してすばらしい業績をあげても、興味が途絶えたら、パーンと会社を売り払って、その資金で新しいことを始めたりします。そうやって、次々に興味のあることを見つけ、成功を収めていくのも、ドーパミン男子に多い特徴です。

つまり、**浮気はするけれども、モテるし、チャレンジ精神も旺盛に誰もがうらやむほどの人生を築くのが、ドーパミン男子**です。

では、ドーパミン女子はどうでしょうか。女性も、刺激を求めて人生を謳歌するタイプになります。成功のしかたや生き方の本質は、ドーパミン男子と同じです。

ただ、女子力は低くなりがちです。なぜなら、ドーパミンは男性ホルモンと併走しやすいためです。男性ホルモンが優位に働くようになると、女性は性格も考え方も男っぽくなり、「化粧なんていらない」「女らしさなんて、面倒なだけ」と感じるようになります。子育てにも興味を持てなくなります。家庭や育児には喜びを感じられず、社会のなかでの輝きを追い求めます。

ドーパミン型の人は男女とも結婚には不向きだと言えるでしょう。

ドーパミン女子は、ドーパミン男子と共鳴します。とても仲良くなり、親友にもなれば、ビジネスパートナーにもなります。ただ、男女の関係にはなりません。ドーパミン男子は、女子力の高い美しい女性に刺激を感じるため、ドーパミン女子を異性としては見られないからです。

ただし、人としては、とてもモテます。生き方がカッコいいので、人が次々に集まってくるのです。

人につくすと、自分も幸せになる

私たちは幸せになるために生きるのであり、不幸など1ミリも求めていません。**人生を楽しみながら成功できるドーパミン型で生きたいならば、それをコントロールする術を身につけること**です。

ドーパミンの弱点は、他のホルモンを分泌させることで補うことができます。

大事なのは、セロトニンです。セロトニンは、調整系のホルモンです。**セロトニンには暴走しやすいドーパミンをほどよく調整する働きがあります。**

セロトニンは「幸せホルモン」としても働きます。気持ちを安定させ、幸福感を高める作用があります。安定して分泌させ続けることができるのも特徴です。

セロトニンの分泌に重要なのは、「幸せ」という感覚。「幸せ」と感じる行動を自ら起こすことがいちばん大切です。

とくに人のために動いたときに、分泌量を増やします。

たとえば、人に優しい言葉をかける、親切にする、ボランティアをする、道に落ちているゴミを拾うなど、なんでもよいのです。つくす相手が、パートナーや子どもなど身近で大切な人ならなおのこと、セロトニンはたくさん分泌されます。

つまり、**セロトニンとは、人のためになる行動を自ら起こし、それを喜びとすることで、幸福感を高めてくれるホルモン**なのです。

ですから、「人につくす」という視点をとり入れたとき、人生は大きく動きます。セロトニンの分泌量が増えることで、まず自分自身の幸福感が高まり、それによって周りの人も幸福感を感じやすくなるからです。

人につくす内容は、ささやかでよいのです。たとえば私は、治療の終わった患者さんがベッドから起き上がる際、そっと手を添えるようにしています。そんな心遣いを見せることで、患者さんはとってもうれしそうな顔をします。その喜びが伝わり、私も幸せな気持ちになれます。このとき、2人の脳内ではセロトニンが分泌されます。

人生とは、簡単で身近なことから変わっていくものです。そんなすてきな変化を起こしてくれるホルモンがセロトニンです。

この**セロトニンを、ドーパミン型の人が十分に分泌できるようになると、最強の人生**

が築かれていきます。社会的にも成功し、幸せもつかみ、たくさんの喜びが人生に流れ込んできます。

前項で、ドーパミン型の人は、男女ともに結婚に適さないのが難点とお話ししました。しかし、セロトニンも分泌できるようになると変わります。パートナーを愛し、子どもとの生活を楽しめる性格に変わっていきます。「大切な人につくしたい」という気持ちが、その分泌によって強くなるからです。

セロトニンの分泌には、「幸せ」という感覚と、もう１つ大切なことがあります。セロトニンをつくり出す栄養素をとることです。主に、**良質なたんぱく質とナイアシン（ビタミンB_3）と鉄**です。時計回りプレートでは、これらの栄養素もしっかりとり、セロトニン分泌の土台を築いていきます。

男性ホルモンは「競争心」の強い性格をつくる

テストステロンは、代表的な男性ホルモンです。

精悍《せいかん》な顔立ちや逆三角形の体形、厚い胸板、低い声など、男性らしさをつくり出します。男性の精力を高めるのもテストステロンです。

また、競争心や支配欲をつくり出すホルモンでもあります。

このテストステロンが優位になると、常に誰かと競争する心理を自らつくり出します。身近な人にライバル心を燃やし、一生懸命にがんばる性格になっていくのです。

テストステロン型の性格の人は、個人事業主やサラリーマン社長、あるいは会社の管理職など、組織のリーダーに向いています。リーダーの素質に優れ、ライバル会社などを標的にして、社員みんなを鼓舞する力にも長けています。

決まった枠のなかで物事を見るのが得意というのが、このタイプの特徴です。ドーパミン型の人が空から地上を見下ろす鷹のような三次元の世界に生きているとしたら、テストステロン型は二次元の世界で自分の城を築き、そこでナンバーワンになろうと生きています。

童話『アリとキリギリス』でたとえれば、アリタイプ。いつもコツコツとがんばり、寒い冬の到来に備えて一生懸命に働いているのがアリタイプです。

つまり、**堅実にひたすらがんばるのがテストステロン型の性格**と言えるでしょう。

テストステロン型の男性は、結婚生活にもぴったりのタイプです。

1人の女性を愛し、守りたいという意識が強いからです。

自分の子どもをとてもかわいがり、できる限りの教育を受けさせたいとも考えます。

仕事でも誰にも負けたくないと競争心を働かせ、子育てにおいても、わが子には周りの子より優れていてほしいと願っています。

家庭を統率しようとする思いが強いのも、テストステロン男子の特徴でもあります。

男性ホルモン優位の女性が増えている

最近は「1人の女性を守り抜きたい」と考える純粋なテストステロン男子が減り、中性的な男性が多くなってきています。その原因の1つが、テストステロン女子が増えたことにあります。

男女平等の意識が社会的に高まり、女性も男性と肩を並べて生きる時代になりました。

いまだ男性社会の名残《なごり》が強いといっても、幼いころから男女が机を並べ、勉強に運動に競いあう時代を私たちは生きています。そのことにはすばらしい一面もありますが、一方で、テストステロンの働きが強力な女性を増やしているのも事実です。

女性の体内でも、男性ホルモンのテストステロンは分泌されています。そしてその量は、女性ホルモンのエストロゲンよりはるかに多いのです。しかも、競争する気持ちは、女性の体内でもテストステロンの働きを強くします。

そんな**テストステロン女子は、社会では「男性に負けたくない」とひたすらがんばる性格**となります。「女性だから」という理由で、男性より低い地位に置かれることにがまんがなりません。そのために、攻撃的な性格になっていきます。

では、家庭のなかではどうでしょうか。

家族を支配しようとします。家族を自分に従わせようとしてしまうのです。

たとえば、育児や家事に自分が忙しく動き回っているとき、夫が何も手伝わず、ゴロゴロしようものならイライラをつのらせます。当然、夫の気持ちは萎縮し、競争心を弱めます。そうしなければ、家庭のなかでの自分の居場所を失ってしまうからです。

よって、**女性のテストステロン量が多くなると、パートナーの男性はテストステロンの分泌量を減らすことになる**のです。その状態で社会に出ていった男性は、気は優しいけれども、競争を避ける性格になります。すると成功や出世、経済力などが遠ざかってしまうのです。

また、テストステロン女子は、子どもに「勉強しなさい」「宿題しなさい」「お手伝いをしなさい」と厳しく言うようになります。「それがわが子のため」と思い込んでいるのですが、結果は反対です。母親の小言が子どものドーパミンの分泌を止めてしまうからです。

ドーパミンが優位に働いていれば、子どもは将来を夢見て自らがんばる性格になるのに、「勉強しなさい」という母親の一言でその意欲を失わせてしまうのです。ところが、テストステロンが強くなると、そうした大切なことにすら気づけなくなります。

一方、離婚する女性も少なくありません。テストステロンが強いがゆえ、仕事を持つ女性は、社会のなかでひたすらがんばります。そうして高い地位や経済力を身につけると、もっとも**身近な男性である夫を「いらない」と感じてしまう**のです。

こうしてテストステロン女子は、人に愛されることも、かわいがられることもない性格になります。そんな性格ゆえに、孤独感をつのらせていくことになります。

もちろん、テストステロンは、男女ともに大事なホルモンです。ただ、こればかりが強く働き過ぎてしまうと、成功も幸せもつかめなくなってしまいます。いつも誰かと競争しているのは、精神的にも疲れるし、ストレスもたまるからです。

男性が「理想の自分」をつくるホルモンの割合

テストステロンとドーパミンは共鳴しやすく、ドーパミンが強い人はテストステロンも分泌させています。ただ、ドーパミンとテストステロンの優位性が逆転してしまうと、「楽しい」という快の感情より、「負けたくない」という競争心が上回ります。こうなってしまうと、ドーパミン型には到達できなくなります。

男性の場合、理想の性格をつくるホルモンのカクテル具合は、

「ドーパミン5＋テストステロン3＋セロトニン2」

です。ドーパミン優位でありつつ、テストステロンとセロトニンもほどよく分泌している、という状態が、社会的にも家庭的にも成功しやすい性格をつくり出します。

ただし、テストステロンは、30歳をピークに徐々に分泌を減らしてしまう性質があります。加齢とともに、ジヒドロテストステロンという「悪玉男性ホルモン」に変質しやすくもなります。この**悪玉男性ホルモンが増えると、性欲が落ちやすく、身体は太り、頭の毛が薄いという外見がつくられます。**

では、テストステロンの分泌をほどよく保ったまま、悪玉男性ホルモンに変質させないためにはどうするとよいでしょうか。

ここでも食べものが重要になります。

テストステロンは、魚介類や大豆食品、青背の魚という良質なたんぱく質を原料にすることは、他のホルモンと同じです。

一方、テストステロン優位の性格の人は概して、肉類を頻繁に大量に食べています。肉には良質のたんぱく質が含まれる一方、コレステロールが豊富です。コレステロールも、男性ホルモンをつくる材料になります。そのため、他のたんぱく源よりも**肉を多く**

食べる人は、テストステロン優位になりやすいのです。

ですから、テストステロンではなく、ドーパミン優位の性格に変えていきたいならば、肉の量を減らし、魚介類や大豆食品からのたんぱく質の摂取を心がけることが大切です。

なお、悪玉男性ホルモンの分泌を増やすのは、甘いものや炭水化物など糖質の多いものです。また、睡眠不足やストレスの大きな生活もその原因になります。

反対に、悪玉男性ホルモンの分泌を阻止するのは、亜鉛です。**亜鉛は、貝類のカキ、小麦胚芽、米ぬか、そば粉、アーモンド、ゴマ、高野豆腐、大豆、そら豆、シソ、干しシイタケ、緑茶、干しヒジキなどに含まれます。**また、亜鉛には精子をつくる作用もあります。男性はとくに亜鉛を積極的にとることです。

テストステロンは筋肉のなかでもつくられるため、筋力が落ちることでその分泌を低下させ、質の悪い悪玉男性ホルモンを増やす一因になります。ですから、男らしさを枯らさないためには、筋力をアップさせるような運動も大切です。

以上のような食事や運動を心がけることで、男性の場合は、「ドーパミン５＋テストステロン３＋セロトニン２」という理想のホルモンバランスをつくり出せます。

テストステロン女子とエストロゲン女子

多くの女性は、男性ホルモンのテストステロンを自分に関係ないものと思っています。しかし、くり返しますが、女性も、卵巣や副腎から男性の1割ほどのテストステロンが分泌されています。しかも、テストステロンなどの男性ホルモンから、女性ホルモンのエストロゲンは合成されています。加えて男性ホルモンは、女性の体内で、エストロゲンのなんと10倍以上の量が分泌されているのです。

これによって、テストステロン優位の攻撃的な性格になる女性がいます。一方でそうならない女性もいます。この違いはどこにあるのでしょうか。

答えは、**女性ホルモンのエストロゲンが体内でしっかりと作用しているか**どうかにあります。

エストロゲンがきちんと働いている女性は、豊かな胸とくびれたウエストを持つ女性ならではの体形になります。プルプルで透明感のある肌、サラサラの髪、ぷっくりと厚い唇も、エストロゲン女子の特徴です。ホルモンが、その人の外見もつくるのです。同性がうらやみ、異性が愛する女性像がそこにはあります。

また、エストロゲン女子の性格の最大の特徴は一途《いちず》であること。**「あなたのおかげで幸せよ」と、愛する人につくす気持ちが強くなる**のです。

テストステロン男子は、そんなエストロゲン女子に愛情を感じます。とくに、組織のトップに立つような男性は、エストロゲンの働きがより強い女性を好みます。

ドーパミン男子も、結婚相手に選ぶのはエストロゲン女子です。遊んだり飲みに行ったりするときには、刺激的な女性を求めますが、家庭のなかは、ほんわかと優しい女性にいてほしいと思うからです。ジェンダーレスのこの時代に、こんなことを聞いたら怒り出す女性がいますが、競争心の強いテストステロン女子は、ほんわかしたエストロゲン女子にジェラシーを感じてしまうところが、少なからずあります。

女性の体内でも、テストステロンが優位になると、エストロゲンが働きにくくなります。男性ホルモンと女性ホルモンは競合するため、一方が強くなると、一方が弱くなってしまうのです。

テストステロン優位の女性は、外見が男性的になります。胸が平らになり、ウエストのくびれがなくなり、目がつり上がってきつい表情になります。肌もオイリーになってくすみ、女性らしい艶やかさが失われます。

性格は、くり返しになりますが、競争心が強く、攻撃的で、孤独感の強い性格になります。**女性がテストステロン優位の性格になってしまうと、幸せになる要素がことごとく失われていきます。**

家庭のなかでも、両者の性格の違いは顕著です。

テストステロン女子は、育児や家事に喜びをあまり見いだせず、「なぜ自分ばかりがこんなに大変な思いをしなければいけないのか」とイライラしやすくなります。そんな家庭環境で育った子どもは、テストステロンの強い、攻撃的な性格になります。しかも、ストレスホルモンのノルアドレナリンが働きやすく、自分に自信のない性格に育ちやすくなります。

一方、**エストロゲン女子は、育児や家事を心から楽しいと感じます**。子どもの成長がうれしくてしかたがないという優しいお母さんになります。いつもニコニコと笑顔で「いいわね」「すごいわね」「上手ね」と褒めることが上手なので、子どもは精神的に落ち着いて優しい性格に育ちます。

ただ、エストロゲン女子は、子どもを引っ張っていく力や、自ら勉強して子どもの能力アップにつなげていこうとする気持ちが弱いところがあります。「今のままで幸せ」と思うタイプなので、向上心が働きにくいのです。エストロゲンだけで子育てしてしまうと、大成するかどうかは、その子の資質しだいになります。

このように、**エストロゲンの働きが強い女性は、社会的な成功は望まず、家庭のなかにいるのがいちばん幸せ、という性格**になります。

「かわいい」「すてき」が女性ホルモンを増やす

どのような性格を望むのかは、ホルモンのカクテル具合で決まり、その割合は自分でコントロールできます。

女性の場合は、仕事をがんばりたい人も、おだやかな家庭を築いていきたい人も、エストロゲンをコントロールできるようになることが大切です。

最近はジェンダーレスの時代と言われ、「女性らしさ」「男性らしさ」という言葉を使うことがタブー視されていますが、女性が人生を輝かせるためには、女性ホルモンのコントロールが欠かせないのです。そうすることで、心も身体も健康になり、魅力も高まって、男女を問わず誰からも愛される人になれます。

社会的にも家庭的にも、大きな幸せを築きやすくなるのです。

ただ、女性は40歳以降、年齢とともにエストロゲンが出にくくなります。閉経後に、見た目も性格も男性っぽくなる女性が少なくありません。女性ホルモンが減って、テストステロンが優位になってしまうからです。

しかし、閉経しても、エストロゲンをゼロにしない方法があります。

女性ホルモンはエストロゲンの他にもあり、その総量は、一生涯のうちティースプーンでわずか1杯分ほどといわれます。ほんの少しで、女性らしさのすべてをつくる強力なホルモンです。ほんの少し出せるようになるだけで、女性が願う幸せの多くが手に入るということです。

それにはまず、良質なたんぱく質をとることです。

とくに、**豆腐や納豆などの大豆食品は毎日欠かさず食べましょう**。大豆に含まれるイソフラボンは、女性ホルモンと同じような働きをします。豆乳を飲んだり、料理に使ったりするのもおすすめです。

一方で、外見を女性らしく整えることも大切です。**「かわいい」「すてき」という感情や、自分を愛おしく思う気持ちが、女性ホルモンの分泌をうながす**からです。

たとえば家のなかでも身なりを整え、鏡に映る自分の姿を「かわいい」「すてき」と頻繁に感じるように心がけるだけでも、女性ホルモンの分泌をうながせます。

そのためには、朝起きたらメイクをして、髪を整えること。部屋着も、自分を美しく見せてくれるものを選びましょう。こんなことを心がけるだけで、いくつになっても女性ホルモンを枯らさずにすみます。

また、家のなかに花を飾るのもおすすめ。とくにバラがおすすめです。バラの香りには、ゲラニオールという成分が含まれます。この成分が脳を刺激し、女性ホルモンの分泌をうながします。

では、女性の場合、どのようなカクテル具合でホルモンを整えるとよいでしょうか。

社会的な成功も、家庭的な幸せもどちらも手に入れたいと願う女性は、

「ドーパミン5＋エストロゲン3＋セロトニン2」

社会的な成功はいらないので、専業主婦として家庭の幸せをいちばん大事にしたい女性は、

「エストロゲン5＋セロトニン4＋ドーパミン1」

このようなホルモンバランスを目指すとよいと思います。

ストレスホルモンは出してはいけない

人の性格は、ドーパミン、セロトニン、テストステロン、エストロゲンという4つのホルモンのカクテル具合で決まってくるのですが、もう1つ、別の角度から働いてくるホルモンがあります。このホルモンには、気をつけなければいけません。

それが、ここまでたびたび言及してきたノルアドレナリンです。

ノルアドレナリンはストレスホルモンで、追い込まれたときに大量に分泌されます。

これが分泌されるとき、自分では思ってもみないほどの能力が発揮されることがあります。人間、追い込まれると、思いがけない力が出るのは、ノルアドレナリンのおかげです。火事場の馬鹿力のようなパワーが出るのです。

この力は、「やりなさい」と強くうながされたり、やらなければいけないと追い詰められたりした状況下で、短期集中で発揮されます。

たとえば、大事な試験が3日後に控えているというときなど、過度のストレスがかかった際にノルアドレナリンが大量に分泌されます。

火事場の馬鹿力のような能力が発揮されるため、よい成績をとることができます。しかし、追い込まれてすることなので、楽しさはありません。むしろ、過度にストレスを感じているので、イライラしたり、怒りっぽくなったり、精神的に不安定になったりして、つらさが勝ります。

つまり、ノルアドレナリンは、快楽ホルモンであるドーパミンと反対の働きをするのです。ドーパミン優位でも、ノルアドレナリン優位でも、高い能力を発揮します。ですが、両者の質はまったく異なります。

ドーパミン優位で脳細胞に刺激を与えていると、「快」の感情が働いて、シナプスがどんどん増えます。ですから、記憶力も高まり、一度覚えたことは忘れなくなります。

しかし、**ノルアドレナリンが優位になると、脳内は「不快」の感情で包まれます。そのためにシナプスは増えず、覚えたこともすぐに忘れてしまいます。**

この差は人生を左右するほど大きなものです。

ですから、ノルアドレナリンはできるだけ分泌されないようコントロールすることです。そのためには、「がんばらなければいけない」などと自分を追い詰めるような考え方をしたり、ストレスをため込んだりしないこと。加えて、食べものや食べ方に気をつけることです。

いちばん大切なのは、前述していますが、血糖値の乱高下を起こす食べ方を避けること。白米、パン、麺類など主食に偏った食事や、空腹時に糖質の豊富なお菓子をとることは、ノルアドレナリンを大量に分泌させます。

もう1つ、気をつけたいことがあります。

ドーパミンはノルアドレナリンに変化しやすい、ということです。ドーパミン型で生きている人は前述したように目標を見失うと、燃えつきて気力をすっかり失ってしまうことがあります。それは、ドーパミンがノルアドレナリンに変わってしまうからです。

せっかくのドーパミンをノルアドレナリンに変えては、人生をよりよい方向に導くことができません。それを防ぐものこそが、前述したドーパミンサイクルです。

ドーパミンサイクルを自ら築き、そのなかで生きていくことで、私たちは楽しくてしかたがない、成功と幸せに包まれた人生を謳歌できるようになっていきます。

第3章
成功と幸せをつくる脳のコントロール法

感情が豊かな人ほど、手にする成功も大きい

成功するためには、何が必要と考えますか。

「根性」と答える人がいれば、「あきらめないこと」「がんばること」「最後まで努力すること」と答える人もいます。

しかし、**必死になってがんばればがんばるほど、脳にストレスがかかるため、ノルアドレナリンが分泌してしまいます**。ノルアドレナリンは、イライラしたり、怒りっぽくなったりなど、気持ちを不安定にします。この状態では、成功をつかむことができません。小さな成功は手にできるかもしれませんが、それと引き換えに幸福感を失うことになり、人生を変えるほどの成功はつかめません。

では、成功の源は何でしょうか。

答えは「豊かな感情」です。**成功者は、ほぼ例外なく感情が豊か**です。

ここも人生を変える重要なポイントです。

成功のために必要なのは、豊かな感情なのです。そして、成功に導く努力の源も、豊

かな感情にあります。ポジティブな思いはドーパミンを分泌させ、それによって努力は「苦」ではなく、「快」の行動に発展するからです。

私たちがそれぞれ、持っている目標や夢は異なります。でも、すべての人が人生に望んでいることは、「成功」と「幸せ」のはずです。

望んでいることは同じなのに、この２つを手にすることができる人とできない人に分かれます。その違いの本質がどこにあるのかを、よく見つめてみましょう。あなたは、どういう方向に感情のベクトルを向けていますか。**感情をコントロールできれば、成功と幸せを手に入れることは難しいことではなくなります。**

では、感情をコントロールするには、どうするとよいでしょうか。

感情は、心が生み出します。私たち人間は、みな心を持っています。

それでは、心とはいったいどこにあるのでしょうか。心を漠然とした存在ととらえている限り、感情をコントロールすることは困難です。反対に、実体のある臓器と理解できれば、コントロールは簡単です。その臓器の動かし方を学べばよいからです。

この臓器こそ、脳です。**私たちの心は脳にあります。**

好きなことはいくらでもがんばれる理由

脳のなかでも、感情コントロールの大きな部分を占めているのが、「扁桃体」です。扁桃体は、右脳と左脳の最奥に1つずつあるアーモンド形の神経細胞の集まりで、感情の判断装置です。

では、扁桃体は、どのような感情を判断するのでしょうか。

「好き」か「嫌い」かの2つを判断します。扁桃体とは、この2つだけを判断する装置です。

「好き」と「嫌い」は、感情のなかのたった2つの種類に過ぎません。しかし、この2つこそがすべての感情の源になっています。

そして、**「好き」と「嫌い」という2つの感情が、成功と幸せを支配します**。

人間にとっての好きか嫌いかは、本能です。動物的本能に言い換えると、「食べるか」「逃げるか」になります。

好きなことは、動物的本能で表現すれば、食べることです。動物にとって食べることは、生きる糧であり、このうえない喜びです。

一方、人間の場合も、好きなことは、大きな喜びを私たちに感じさせます。**好きなものを食べると一瞬で幸福感がわいてくるのと同じように、「好き」はあらゆる「快」の感情を生み出す源**となるのです。

だからこそ、好きなことは楽しく、いくらでもがんばることができます。「好きこそものの上手なれ」と言いますが、努力そのものが楽しく、脳内のシナプスも増えるので、能力も自ずとぐんぐん伸びます。

また、好きな人には自然と近づきたいと思うし、一緒にいて心地よく、またすぐに会いたいと感じます。

反対に、「嫌い」の感情が働くとどうなるでしょうか。

「嫌い」を動物的本能で言い換えると、「危険だから逃げろ」になります。回避行動を呼び起こすのです。

「逃げたい」と脳が反応したら、努力が実を結ぶことはなくなります。たとえば、**「イヤだな」と思いながら仕事をしても集中できず、成果が上がらないのは、脳が「逃げ**

『好き』と『嫌い』の感情が人生を左右する

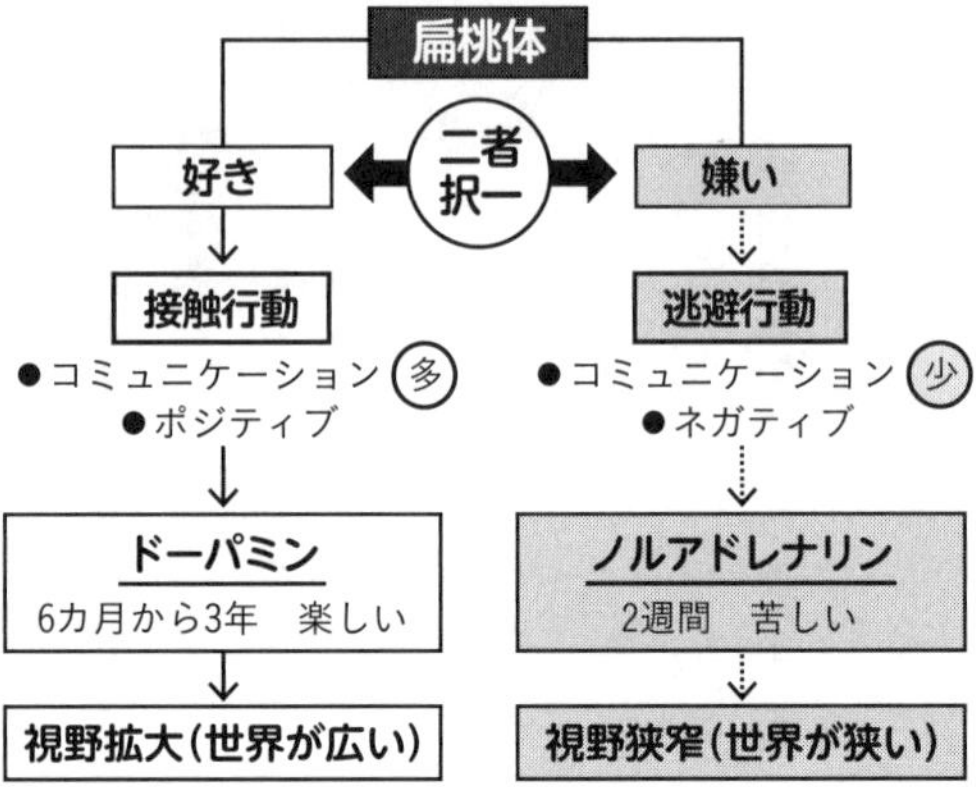

ろ」と反応しているためです。だからこそ、嫌いなことには身が入りませんし、嫌いな人からは遠ざかりたいと感じます。嫌いな食べものを口に入れたら、吐き出したくなるのと同じ反応なのです。

しかも、「嫌い」という感情は、ノルアドレナリンを分泌させます。それによって、闘争本能がわき起こります。**「嫌い＝戦う相手」**となってしまうのです。

すなわち、**嫌いの感情は、逃げるか戦うか、どちらかの行動を呼び覚ます**だけで、よい結果を生み出す原動力にはならないのです。

「大嫌い」をつくると、人生が楽になる

私たちが何かに接したとき、扁桃体はこの二者択一の選択を必ずしています。「好き」と「嫌い」は、同時には成り立ちません。好き嫌いを明確に判断していないとしても、「なんとなく好き」「なんとなく嫌い」という判断を、扁桃体は何かに接するたびに行っています。

扁桃体に「嫌い」と判断させることは、人生において非常にもったいないことです。**「嫌い」の部分が大きくなると、人の能力は小さくなります。**それから逃げ出してしまうか、ノルアドレナリンを働かせて戦ってしまうからです。

ですから、**「嫌い」と感じるものは、限りなく少なくしたほうがよい**のです。

そのためには、どうするとよいでしょうか。

「なんとなく嫌い」をなくす思考をつくります。「なんとなく嫌いだから、避ける」ということがいちばんもったいないからです。そのためには、**「大嫌い」をつくってしまえばよい**のです。

まずは、本当に嫌いなことは「大嫌い」としっかり認識しましょう。大嫌いと感じることに近づく必要はありません。大嫌いなことからは逃げてよいのです。大嫌いなことは、大嫌いときちんと認識することが重要。それだけで人生が楽になります。

「大嫌い」を認識できたら、次に、「なんとなく嫌い」と遠ざけていたものを眺めてみてください。「大嫌い」と感じるものに比べると、「なんとなく嫌い」と遠ざけていたものは、それほどイヤではないとわかります。

ここで意識を変えます。**「ふつう」というカテゴリーを、自ら意識してつくり出す**のです。そして、「なんとなく嫌い」と感じていたものを、「ふつう」のカテゴリーに入れます。「ふつう」と感じるものに近づいていくことに、抵抗は感じないものです。

本来、「ふつう」とは、扁桃体の判断装置にない選択肢です。でも、この思考を意識して持つことで、人生における選択肢の幅を大きく広げることができます。「嫌い」と感じないものに、私たちの逃避本能は働かないからです。そのため、多くのことにチャレンジする気持ちを持てるようになります。

チャレンジしてみたら、意外とおもしろかった、楽しかったと感じることが増えていくでしょう。そうなったときがチャンス。それらを「好き」のカテゴリーにどんどん入れていきます。**「好き」の領域を大きくしていくことで、自分自身の可能性を自分の力で広げていける**のです。

「一度始めたら最後まで」は人生をダメにする

子どもの習い事を例に考えていきます。

親がやらせたいと思って始めさせた習い事を、子どもが「やめたい」と言ったとします。親はその子の将来に役立つと思うので、どうしてもやらせたいと考えます。ところが、子どもは「嫌いだからやめたい」と言い張ります。その場合、どうすればよいのでしょうか。もっとも優れた選択肢は、スッパリやめさせることです。

「なぜ？」「どうして？」と理由を問う必要はありません。**子どもの本能が「嫌い」と言っているのであり、本能に理由づけはできない**からです。

このときに大事なのは、その習い事を「大嫌い」と本人に認識させること。そうして、

「大嫌いならば、しかたがないよね」と言って、理由を問わずにやめさせればよいのです。

人は、自分の「大嫌い」がわかると、それ以外は楽しいと思うものです。「ふつう」と感じていたものも、「好き」へと自分自身の意識で変えていけます。

でも、**「嫌い」が中途半端にあると、全体がぼやけてしまいます**。「嫌い」もぼやけるし、「好き」もはっきりしなくなります。

また、「大嫌い」と認識しているのに、そこから逃げることができないと、今度は新たなチャレンジをする意欲を持てなくなります。チャレンジが怖くなるのです。

つまり、**最悪なのは「一度始めたことは、最後までやり抜く」という教育方針**です。

好きなことであれば、人はがんばらなくても自然と努力します。「やめたい」と言うのは、「嫌い」と認識したからです。それなのにそこから逃げられないと、他に楽しいこと、やってみたいことを見つけても、ノルアドレナリンが働き、怖くて新たなスタートを切れなくなります。

「一度始めたことは、最後までやり抜く」。美徳として受けとめられがちな考え方ですが、実は、人生の選択肢を狭める危険な思考なのです。

人は誰でも「カリスマ」になれる

「好き」と「嫌い」という扁桃体が判断した基本的な情報は、脳のさまざまな部位に運ばれ、より複雑な感情となります。

そうした感情をどれほど豊かに長く持ち続けられるか。それが、その人の「感情量」になります。感情の反応が大きければ大きいほど、そして、持続時間が長ければ長いほど感情量は大きくなります。その豊かな感情量が、成功と幸せのおおもとになります。

感情量を大きくするには、より強くて深くて熱い感情が必要です。

成功する人に備わっているカリスマ性も、感情の豊かさから生まれています。

感情の豊かな人は、言葉や表情に情熱がこもります。言葉や表情には、自ずとその人の感情量が映し出されるからです。情熱を感じさせる言葉や表情は、人の心をとらえます。人をひきつけ、人に慕われるのです。

つまり、**カリスマ性とは特別な人にだけ備わった魅力ではなく、豊かな感情を持つことができれば、誰でも持つことのできる魅力**です。

オーラも同じです。カリスマ性のある人は、「あの人のオーラはすごい」と言われたりしますが、オーラも医学的な実体のあるものとして説明できます。

脳内の感情が豊かで、扁桃体と密に結びつくと、ドーパミンが大量に放出されます。ドーパミンには、目力《めぢから》を強くし、キラキラと輝かせる作用があります。その目の輝きが、見る人にオーラを感じさせるのです。

カリスマ性やオーラは、ドーパミンサイクルのなかに入ったとき、自ずと備わってきます。同時に、さらに力のあるホルモンが分泌されることになります。多幸感をつくり出すエンドルフィンと、ときめく気持ちをつくり出すフェニルエチルアミンです。

ドーパミンの分泌が、豊かな感情をつくり出すこれらのホルモンを呼び起こすのです。こうなると、成功と幸せが自分自身のなかで実感として力強くこみ上げてきます。

つまり、成功と幸せ、カリスマ性とオーラなどを、不確かで得難いものと思い込んでいては、人生もったいない。いずれも医学的にも解説のできる確かなもので、豊かな感情量を持つことができれば、すべての人が成功者にもカリスマにもなれるのです。

褒める言葉が人生を変える

ドーパミンを永遠に出し続けるためには、ドーパミンサイクルをつくり、その糧になる食事をとることが大切と前述しました。

加えてもう1つ、大切にしたいことがあります。それは言葉です。

ドーパミンを永遠に出し続けていくためには、言葉の力も大切です。

扁桃体が「嫌い」と判断する情報の多い人は、ネガティブな感情にとらわれやすくなっています。ネガティブな感情は、ふと表に出る言葉もネガティブにします。

たとえば、「疲れた」「面倒」とつぶやいたり、「今日は行きたくない」と言ったり、人を悪く言う言葉がつい出てきたりというとき、脳のなかではノルアドレナリンが強く働いています。

自分が発する言葉は、脳にダイレクトに響きます。その言葉に脳が強く反応して、ノルアドレナリンの分泌量を増やし、ネガティブな感情を生み出します。すると、扁桃体は「好き」という判断より、「嫌い」という判断をして、その状況から逃れさせようとするのです。

ところが反対に、**意識してでもポジティブな言葉をどんどん使っていくと、ドーパミンの分泌量が増えます**。ポジティブな言葉が脳にダイレクトに響くからです。ドーパミンが優位に働いていれば、さまざまなことを「好き」と感じて興味がわき、感情量も豊かになっていきます。

私たちは日々さまざまな人の言葉に触れるとともに、成功した人物の名言や名曲の歌詞に強く感銘を受けることがあるでしょう。ところが脳は、他人の名言より、自分が日常的に使っている言葉のほうに強く反応するものです。

人生の成功法則を知りたくて成功者の本を読む人は多いと思いますが、成功を望むならば、自らポジティブな言葉を意識して使うことのほうが、はるかに近道です。**他者の名言よりも、ふだん自分が発した言葉のほうが脳にダイレクトに響き、ドーパミンの分泌量に影響する**からです。

とくに褒め言葉は、脳にとって最高の報酬です。ドーパミンは報酬を得ることで分泌されます。人から褒められることも大事ですが、自分で自分を褒めることも同じくらい大事です。また、人を褒めることも、脳によい影響をもたらします。

最初は、どんなふうにポジティブな言葉を使っていけばよいか、よくわからないと思う人もいるでしょう。そんなときには、まずは自分を褒め、他人を褒めることから始めるとよいと思います。それだけで、脳内でドーパミンがどんどん分泌されてきます。

そのときに大切なのは、表面的な言葉ではなく、根拠を持って具体的な言葉で褒めることです。

「えらい」「すごい」「すばらしい」「すてき」「かわいい」「カッコいい」と一言で褒めてしまえば挨拶のようにしか聞こえない言葉も、何をすばらしいと感じたのか、その理由まで言葉にすれば、相手の脳にも、自分の脳にもダイレクトに響きます。

たとえば、**「この前までできなかったのに、今ではこんなに上手にできるようになってすごい！」**と努力の過程を褒める。**「あなたのここがこうだから、すばらしいと思う」**と何がすごいのかを具体的に伝えていく。これが大事です。

脳は、褒め言葉が大好物です。この褒める力も、栄養が整い、脳に十分なエネルギーを供給できるようになっていくと、どんどん高まっていきます。

朝食が人生をコントロールするスイッチに

私たちの脳は、生物の進化とともに発達してきました。

脳は、大きく3つの部分に分けられます。

脳の中心、もっとも奥に位置するのが「原始脳」で、脳発生の初期にできた部位です。魚類や爬虫類も持っている脳で、「爬虫類脳」とも呼ばれています。

その爬虫類脳を覆う形で存在するのが「高次脳」で、この部位は「哺乳類脳」とも呼ばれます。哺乳類の進化とともに発達した部位です。

そして、哺乳類脳を覆う、脳の外側に位置し、もっとも大きな部分が「理性脳」です。別名を「人間脳」ともいいます。

このうちの**爬虫類脳は、本能をつかさどる部分です。ここは生命のコントロールセンターです**。生きていくために不可欠な能力をつかさどります。

そのなかに、「視床下部」と呼ばれる部分があります。視床下部は、ホルモンの分泌を調整する司令塔です。

また、視床下部は、自律神経の働きをコントロールする脳でもあります。自律神経とは、主として体内環境を整えるために、24時間動き続ける神経です。具体的には、呼吸や心臓の動き、体温、血圧、発汗、消化、排泄などをコントロールしています。

自律神経には、交感神経と副交感神経があります。

交感神経は、活動時や昼間に活発に働く神経です。車で言えば、アクセルの働きです。副交感神経は、休息時や夜間に働く神経です。車の機能で言えばブレーキです。正反対の動きを見せる神経ですが、両者はバランスをとって体内環境を整えています。

この**自律神経のコントロールも、人生の成功と幸せをつかむために重要**です。

爬虫類脳は、もっとも本能的な部分で、現状の維持を望みます。爬虫類などの原始的な動物にとって、変化は恐怖心を生みます。この変化を嫌う性質は、人間のなかの爬虫類脳でも生きていて、絶対に変えられない部分でもあります。

自律神経で言えば、昼間は交感神経が優位になり、夜間は副交感神経が優位になるのは、変えてはいけない働きです。**両者の切り替えがうまくいかなくなると、体調が悪くなり、さまざまな不快症状が出てくる**ことになるからです。気持ちも落ち込み、ノルアドレナリンが分泌されやすくなります。

成功と幸せに満たされた人生を築くには、ノルアドレナリンの分泌をできる限り避けなければならないと、くり返しお話ししてきました。そのためには、自律神経のバランスを整えることも重要になってきます。

そのためには、何が大事でしょうか。

朝食を大切にすることです。

夜間に優位になっていた副交感神経から、活動モードになる交感神経へと切り替えることは、視床下部にとって大変な作業です。そのため、朝は自律神経の働きが乱れやすくなっています。朝食にはその乱れを整える働きがあります。

朝食をとることが、自律神経を切り替えるスイッチの役割を果たしてくれるのです。

「時間がなくて、朝は食べられない」という人がいます。

しかし実際には、時間がなくて朝食をとれないのではなく、朝起きられないから食べる時間を持てないのでしょう。朝起きられない理由は、エネルギー不足です。

朝食抜きの人は、午前中、やる気がわいてこないはずです。自律神経の切り替えがうまくいっていないために、エネルギッシュに活動する意欲を持てないのです。

ここを変えるには、**まずは1日、時計回りプレートの朝食をとってみる**ことです。とくに、鉄分の多い食材を１～２品入れましょう。それによって、エネルギーの産生量を大きく増やせます。

エネルギーが増えれば、午前中の気力がいつもと違ってきます。仕事も勉強も家事も楽しく感じられ、効率が全然違ってくることでしょう。

その「楽しい」という快の感情を感じとってください。**その快感が「明日もやりたい！」と思う原動力になります。**

自律神経を整える４つの方法

自律神経とホルモンの働きは連動しています。どちらも視床下部でコントロールされているからです。

活動時に優位になる交感神経は、本能で言うと戦いに応じた神経です。

一方、休息時に優位になる副交感神経は、リラックスに適した神経です。副交感神経が優位になると、のんびりゆったりとした気持ちがつくられます。

車がアクセルとブレーキを同時に踏むと壊れてしまうように、交感神経と副交感神経を同時に動かすことはできません。

また、交感神経がいったん優位になると、その後2時間は副交感神経が働きません。たとえばコンサートへ行って興奮すると、終了時間が夜中だったとしても、2時間は興奮状態が続いて、寝たくても寝つけないものです。人は副交感神経が働いてこそ眠れるのに、なかなか優位になってこないからです。

このように、自律神経は本人の意識とは関係なく働く神経です。

ところが、自分の意志で切り替える方法があります。**自律神経をコントロールできるようになると、ホルモンの分泌もコントロールできるようになります。**

その方法の1つが、深呼吸です。

交感神経から副交感神経に切り替えたいときには、深呼吸をします。方法は簡単。**口から6秒吐いて、鼻から3秒息を吸う。**これをくり返すだけです。**ポイントは、必ず息**

を吐いてから、吸うこと。人はオギャーと息を吐きながら生まれ、最期にスッと息を吸って死んでいきます。これと同じで、「吐いて、吸う」を意識することが、よりよい人生を築く呼吸法になります。

通常、交感神経から副交感神経への切り替えは2時間かかります。でも、この深呼吸をくり返すと、短時間での切り替えが可能です。すると、脳がリラックスして、幸せホルモンのセロトニンや女性ホルモンのエストロゲンなどが分泌され、心が幸福感で満たされます。

交感神経から副交感神経へ切り替えるスイッチは、もう1つあります。笑顔です。**笑うことで、人は深くリラックスできる**のです。ですから、意識してでもできる限り笑顔でいることが人生を好転させます。

一方、副交感神経から交感神経への切り替えは、休息から活動態勢に入る朝に行うことです。実は、自律神経にとって、休息モードから活動モードに切り替えるほうが困難です。そのため、早朝は自律神経の働きが乱れやすくなっています。

この切り替えをスムーズに行わせるスイッチが、くり返しますが、朝食です。

朝食は、1日3食のなかでもっとも重視すべき食事です。自律神経のスイッチになるからです。この切り替えがスムーズにできると、ポジティブで前向きな思考と意欲がわいてきます。そのとき、ドーパミンや男性ホルモンのテストステロンなどの分泌がうながされています。よって、**朝食を軽んじる人は、人生の質を高められない**、と私は考えています。

もう1つ、朝のスイッチとして大事なものがあります。それは、朝日を浴びることです。**朝起きたら、意識して朝日を全身に浴びましょう。**すると、幸せホルモンのセロトニンの働きが活性化され、1日を幸せで優しい気持ちで始められます。

以上の4つの方法を実践していくと、自律神経のトータルバランスがよくなっていきます。自律神経の乱れが整い、交感神経と副交感神経の働きが向上していきます。

記憶力は死ぬまで成長する

「高次脳」は、哺乳類のレベルの脳のことです。

前述した扁桃体は、哺乳類脳に属します。好きか嫌いかを判断し、好きと判断したものには近づいていきます。扁桃体のこの働きも、生命を守るための本能の１つです。

爬虫類脳と哺乳類脳の違いは、「愛があるかどうか」です。哺乳類だけが、オキシトシンという愛情ホルモンを持っています。

一方、爬虫類脳には、愛がありません。オキシトシンを持たないからです。わが子を愛する気持ちもなく、子が敵に食べられても悲しむことはありません。

哺乳類脳になると、オキシトシンが分泌され、愛が発生します。子育てをし、敵から子どもを守るために一生懸命になります。ここには「愛」という感情が入ってきます。

「海馬《かいば》」や「松果体《しょうかたい》」も、哺乳類脳に属します。**本能的な感覚は、扁桃体、海馬、松果体の３つでコントロールされています。**

海馬は、右脳と左脳のもっとも奥の部分に１つずつ、扁桃体と隣りあう場所に存在しています。松果体は、右脳と左脳の間に位置する小さな器官です。その大きさは、１センチに満たないほどです。扁桃体、海馬、松果体は、いずれも小さな臓器ながら、本能という人間の絶対的な部分をつかさどっているのです。

このうち、海馬は経験を記憶する装置です。

記憶は「視覚」「聴覚」「触覚」「味覚」「嗅覚」という五感を通して行われます。五感を通して何かを経験したとき、そのすべてが脳に記憶されます。これまで生きてきたなかで経験したあらゆる物事の記憶が海馬にしまわれます。

その情報量は膨大で、整理が必要です。そこで、**「忘れてはいけない大事なもの」「覚えておきたいもの」「必要なときに思い出せればよいもの」「忘れてもよいもの」という4つに区分され、情報は整理されます**。

このカテゴリー分けで、重要になるのが感情です。

感情の記憶は、扁桃体がつかさどります。感情とは短期記憶で、30秒から1分ほどしか持ちません。人の感情はめまぐるしく変わり、忘れ去られていきます。ただ、とてもうれしかったり、楽しかったり、イヤだったり、悲しかったりなど、強烈な印象は覚えています。**この感情が大きく動いたときほど、経験も強く記憶されます。**そのときの情景が鮮明に浮かぶものほど、強く記憶されるのです。

このように、記憶は感情と深く結びつきます。感情との結びつきが薄かった記憶は、ふだんは忘れていてよいものとして、潜在意識にしまわれることになります。

一方、感情が豊かに働いたとき、脳に強く残そうとする引き出しがつくられます。引き出しをたくさんつくれる人ほど、記憶力が高く、頭もよくなります。

具体的には、勉強したり仕事をしたりする際、**「楽しい」「おもしろい」と感情を豊かに動かしながら行えば、深く記憶に刻まれる**というイメージです。ドーパミンを働かせて好奇心や探求心を持てると、扁桃体に「好き」のスイッチが入り、感情が大きく動きます。これによってドーパミンがシナプスをどんどん増やし、記憶の引き出しがたくさんつくり出されます。これが頭のよさになってくるのです。

脳細胞は、20歳を過ぎると1秒に1個ずつ死んでいくことはお話ししました。ただ、**記憶をつかさどる海馬だけは、勉強したり、何かを見たり読んだり書いたりなどを続けていくことで、何歳になっても成長していきます**。これを活用しない手はありません。

記憶力という能力は、死ぬまで成長するのです。

「忘れもの」も栄養不足が原因

記憶をつかさどる海馬は、一生成長し続ける反面、一度傷つくともとに戻らない性質を持ちます。とくに悪影響をもたらすのが、栄養不足です。

海馬は、脳のもっとも奥にあって、血液が届きにくい場所に位置します。血液が届きにくいということは、栄養も届きにくいことを表します。**栄養が届きにくい場所にあるのに、栄養不足に弱いという性質を海馬は持つ**のです。

海馬が栄養不足になると、起こってくるのが物忘れです。人の名前を思い出せない、大事なスケジュールを忘れてドタキャンしてしまった、仕事の資料を忘れたなど、日常生活でたびたび経験する物忘れは、すべて海馬の栄養不足によって起こってきます。

「なぜ、自分はこんなに忘れっぽいんだ」と思っている人は多いでしょう。**原因は栄養不足ですから、栄養をきちんととれば改善します。**ところが、物忘れという海馬からのSOSを無視し続けてしまうと、海馬の脳細胞はどんどん傷つき、記憶力を再生させることができなくなってしまいます。

子どもの忘れ物を怒る教師や親御さんがいます。しかし、忘れ物は、その子が悪いわけではありません。海馬に必要な栄養が十分に届いていないことが、本当の理由です。それなのに、**「なぜ、忘れものをするの！」と怒り、万が一でも「できない子」と決めつけたら、その子の脳をノルアドレナリンでいっぱいにしてしまいます。**

子どもの将来を思うならば、やり方を間違えてはいけません。怒るのではなく、海馬に必要な栄養素をしっかりと含む食事をつくることです。そのうえでドーパミンを分泌できるようにすれば、子どもを叱る理由などなくなります。

最近は、出来合いのお弁当やお惣菜などで食事をすませる親御さんも増えています。**手を抜くところを間違えると、結局のところ、子どもの能力を高めてあげることができず、子どもの意欲は低下し、親自身も大変な思いをし続ける**ことになってしまいます。

私のクリニックの栄養医学専門外来には、「やる気が出ない」「どうやって生きていってよいかわからない」という悩みを持つ人たちが訪ねてきます。なかには、「子どもの成績が悪い」「志望校に合格させたい」というお母さんも来られます。こうした悩みは時計回りプレートを実践することで解消し、みなイキイキと自分の人生を謳歌し始めます。

睡眠の質もうつ病も、「時計回りプレート」で改善

高次脳の1つである「松果体」は、睡眠の装置です。

人は眠ることによって、記憶を定着させます。徹夜をして仕事をこなす人もいると思いますが、不眠は仕事の効率を確実に落とします。**記憶が定着しないため、がんばった労力に対し、身につくものが少ない**のです。試験前の一夜漬けなども、よい方法ではありません。

記憶に残すには、しっかり眠ることです。

松果体が睡眠の装置となるのは、メラトニンを分泌させるからです。メラトニンは、質のよい睡眠をつくるためのホルモンです。このホルモンは、幸せホルモンであるセロトニンを原料につくられます。

セロトニンは、目覚めのホルモンでもあります。朝、太陽の光を浴びることで、セロトニンが脳内で分泌され、活動態勢に入ります。朝日をしっかり浴びたかどうかで、セロトニンの分泌量は違ってきます。

そして夜が近づいてくると、セロトニンをもとに、松果体でメラトニンが生成されます。このホルモンの分泌量がピークに達したとき、良質な睡眠がもたらされます。**熟睡するためには、メラトニンの分泌量を多くすることです。そのためには、原料となるセロトニンが必要**なのです。

近年、うつ病になる人が多くなりました。うつ病を薬で治そうとする人たちがいますが、うつ病も食事を変えればよくなります。実際、私の栄養医学専門外来に来られる患者さんはみなさん、食事を変えてから３日から１週間で日常の生活に戻れるようになります。

うつ病の原因は、セロトニンの分泌量が減ってしまうことです。これが減ることで、幸福感が得られず、心のバランスも調整できなくなります。記憶力も低下します。

また、うつ病になる前には必ず不眠という症状があります。セロトニンの分泌が少ない状態が続けば、メラトニンもつくれなくなります。睡眠が乱れれば、脳が疲弊します。すると、ますますセロトニンを分泌できなくなる、という悪循環に陥り、うつ病の発症につながっていきます。

そこで、うつ病になると、脳内のセロトニン量を多くする薬が処方されます。薬を飲んでいる間は、ほんの少し気分がよくなります。ただ、仕事をする意欲や、生きる意欲まで高めることはできません。しかも、薬に慣れてしまうと、それまでの量では効果を感じられなくなり、薬の量を増やしたり、種類を増やしたりするようになります。そうやって**薬だけでなんとかしようとしていると、脳は自力でセロトニンを分泌できなくなり、どんどんつらい方向へ人生が迷い込んでいってしまいます**。

良質な睡眠を得るためにも、うつ病を改善するためにも、必要なのは食事です。まずは食事に目を向けることです。

第一には、セロトニンの分泌をうながすことです。大切なのはたんぱく質です。**豆腐や納豆を毎日食べ、新鮮な魚を毎食とり、豆乳を飲む**という生活を続けていれば、うつ病はだいたいよくなります。それでも改善しない患者さんに、私はアミノ酸の注射をします。こうすると、必要なアミノ酸が１００パーセント血液から運ばれるので、短期間のうちにうつ病がよくなっていきます。

セロトニンの分泌量が増えれば、メラトニンの分泌量も増えます。それによって、良質な睡眠を得られるようになるでしょう。

また、メラトニンの働きをよくするには、松果体の材料となる栄養素をとることも大事です。松果体の主な成分はケイ素です。**ケイ素はワカメやワカメの茎、昆布、アサリ、大豆、バナナ、レーズン**などに含まれます。

熟睡できない、夜間に目が覚める、寝つきが悪いなど、睡眠の問題を感じている人は、良質なたんぱく質をとって、ケイ素を多く含む食材を時計回りプレートに意識してとり入れましょう。

夜間、毎晩のようにトイレで目が覚めていたのに、時計回りプレートを実践して以降、朝まで目覚めなくなり、熟睡感を得られるようになったという人は大勢います。

「人間脳」をおおいに働かせよう

「人間脳」は、より人間らしい行動や思考を生み出す脳で、「大脳新皮質」と呼ばれる部分です。理論的に考え、本能を抑える働きを持つ、理性の脳でもあります。

たとえば、哺乳類脳の場合、目の前においしそうな食べものがあれば、ためらうことなくガブッと食いつきます。もし、自分の命が生きるか死ぬかの瀬戸際に置かれれば、子どもを食べてでも生き残ろうとします。爬虫類脳と哺乳類脳は、自分の命を守ることを何よりも優先にする脳です。

一方、人間脳になると、目の前においしそうなものがあっても、それを食べてよいのかどうかをまず考えます。大切な人に食べさせたいから、自分はがまんしようと気持ちを抑えることもあります。

脳の働きの強さでいえば、本能をつかさどる部分が圧倒的です。ですから、いちばん強いのは爬虫類脳（原始脳）、次が哺乳類脳（高次脳）、最後が人間脳（理性脳）ということになります。

私たちは人間ですから、より高度な思考と高い能力を働かせるには、人間脳を優位に整えたほうがよいことになります。しかし、「爬虫類脳＋哺乳類脳」の力はとても強いのです。生きていくための脳ですから、これは当然です。

だからこそ、人間脳を優位に働かせることができたなら、すばらしく高度な能力を発揮できるようになるでしょう。

反対に、原始脳が優位になっている間は、成功や幸せは遠ざかります。本能は変化を嫌うため、現状の維持を何よりも求めます。自然界では、命の危険を冒して新たなチャレンジをするよりも、今の場所にいたほうが安心なのです。

こうした本能が根底にあるため、原始脳が優位になると、「今はやりたくない」「やめてしまおう」という考えが、何事においても生まれやすくなります。

しかし、**私たち人間は変化を楽しめるメンタルがあってこそ、人生を切り開いていくチャレンジができます**。新たなチャレンジをし続けてこそ、結果としての成功が待っています。

では、どうすると原始脳に打ち勝てるでしょうか。

爬虫類脳は絶対に変えられない部分です。しかし、哺乳類脳は感情で動きます。つまり、哺乳類脳を感情でコントロールしていくとよいのです。

ポジティブで豊かな感情を働かせられるのは、高度な脳を持つ人間だけの特権です。

豊かな感情が働いたとき、哺乳類脳を人間脳にグッと引き寄せることができます。

こうなると、哺乳類脳と人間脳をセットにして動かせるようになります。

そのために必要なことは何でしょうか。

扁桃体の「好き」のスイッチを入れることです。そして、「好き」のスイッチを強力に入れてくれるのは、ドーパミンです。

ドーパミンがたくさん出る食べものをとって、ドーパミンサイクルを築くことができれば、哺乳類脳を人間脳に引き寄せ、より高い能力を発揮できるようになります。大きな成功と幸せをつかむことも可能です。

栄養が整った食事さえあれば、成功と幸せは万人に約束されているのです。

第4章

「時計回りプレート」で人生を変える

「時計回りプレート」で未来を変えよう

本章では「時計回りプレート」の実践方法について、具体的にお話ししていきます。

時計回りプレートを実践すると、いろいろなことがよい方向へと変わります。

太っている人はやせ、肌の老化が進んでいる人は若々しさをとり戻します。

髪の艶もよくなり、白髪も減るでしょう。男性の場合、男性ホルモンの状態がよくなるので、薄毛の改善にも役立つと思います。

うつ病などの心の病気にもよい結果を生みます。

朝起きられないのも、やる気がわかないのも、疲労感が強いのも、必要な栄養素が足りないために起こってくる症状です。時計回りプレートを実践すれば、状態はまもなく改善してきます。

不妊症にも効果的です。女性不妊だけでなく、男性不妊にも効果を期待できます。

栄養を整えることで、子宮や卵巣、精巣の状態は改善します。卵子や精子の成長もよくなり、活動的になります。不妊に悩むカップルは、真っ先に食事を見直すことです。

人は、たった1つの卵子と精子からつくられます。卵子と精子のなかには、その子の能力や健康の礎《いしずえ》となる遺伝子が詰め込まれています。遺伝子をつくるのはたんぱく質です。その形成には、食事から得た栄養素が使われます。栄養の整った両親から生まれた子は幸せです。すばらしい遺伝子を親からゆずり受けられるからです。その遺伝子を分裂させながら一生を生きていくことができるのです。

たとえ親が栄養について考えていない人であったとしても、未来は自分で変えられます。遺伝子の状態は、日々の食事で変化するからです。**今日から食事を整えていけば、潜在意識に眠るすばらしい能力を自ら引き出していくことができるでしょう。**

ある男性の話です。彼は、「もう何もかもイヤになった」と私にこぼしました。事業がうまくいかないというのです。ストレスで心身が疲弊し、暗い表情をしていました。

仕事で能力を発揮できないのも、問題の根本には栄養不足があります。能力不足でも、努力不足でもなく、栄養が整っていないのです。

その男性に、私は食事の正しい整え方を伝えました。外食が多いというので、外食時のメニューの選び方と食べる順番も伝えました。

たったそれだけのことで、男性は変わりました。

1億円の商談がとれたと報告に来たのです。男性の話す言葉にはネガティブさが消え、外見には精悍さが宿り、自信がみなぎっていました。

栄養のとり方を変えれば体内環境が変わり、心身の健康が増進されます。それをきっかけに**生活が変わり、思考が変わり、性格が変わり、能力が変わり、人生が変わっていく**のです。

やるか、やらないか――。その選択で、人生はまったく違うものになるのです。

食事を変えれば家族みんなが幸せになる

この本を読んでいるあなたが、家庭を持つ人ならば、**時計回りプレートの実践で、家族の人生を変えていくこともできます**。

それは、自分が主となり、家族の人生をコントロールしていくことを意味します。

私もその実践者です。

結婚前、夫はたくさんの後輩を連れて毎晩飲み歩くような豪快な人でした。でも、私と結婚し、毎日、栄養の整った食事をするようになると、「家にいるときが、いちばん落ち着く」と飲み歩くことはなくなりました。

「後輩たちも喜ぶし、たまには以前のように飲みに出かけたら?」と言っても、「家族といる時間のほうが大切」と言います。いつもニコニコと温和で家族に優しく、社会的にも成功していて、2人の娘たちも父親が大好きです。

夫はもともと「楽しい!」という感情をつかさどるドーパミンがずば抜けて強い性格をしていました。ドーパミン優位の人は、社会的に成功しやすい資質を持っています。ただ、欠点もあります。ドーパミン男子は常に新しい刺激を欲するため、同じところに居続けるのが苦手で、結婚しても家庭をかえりみなくなります。健康に目を向けて食事をするのも苦手です。

夫には健康ですばらしい人生を過ごしてほしいし、幸福感で満たされていてほしい。娘たちのためにもよき父親でもあってほしい。それは何より夫にとっても、幸せなことです。そこで私は、**ドーパミン優位の性格はそのままに、幸福感をつかさどるホルモン**

のセロトニンの分泌量が多くなるよう、食事を整えていったのです。

時計回りプレートを実践した家庭は、状況がみるみるよくなっていきます。

夫婦の会話がなく、話すとすぐにけんかになってしまうと悩んでいた女性は、時計回りプレートの実践によって、夫がとても優しく話を聞いてくれるようになったと喜びました。でも、変化したのは夫だけではありません。**彼女自身がおだやかで、心からの笑顔を見せるようになったのです。**

離婚の危機にあった夫婦も、時計回りプレートの実践をきっかけに、お互いに優しい気持ちを持てるように変わり、今ではすっかり円満夫婦です。

栄養のとり方が変わり、性格を決めるホルモンの分泌が変わった結果です。

世界の人口は現在約80億人。40億分の1という奇跡的な確率で出会い、結婚したのです。**夫が悪い、妻が悪いといがみあう前に、まずは食事を整えてみることです。**それだけで夫婦関係がよくなるならば、こんなに幸せなことはないと思います。

アトピー性皮膚炎のために全国の病院を受診しても治らず、当院の栄養医学専門外来を受診した親子もいます。今では跡形もなくきれいになりました。おまけに成績まで飛躍的に伸び、本当に感謝しかないと話してくれました。

不登校の息子を抱えて悩んでいた女性の家族も変わりました。息子がみるみる元気をとり戻し、海外の有名大学に進学しました。これをきっかけに女性は栄養学を猛勉強し、今ではそれを広く伝える活動を始めています。

子どものやる気が感じられず、成績が振るわないという相談もたびたび受けます。**子どもの変化は大人よりもスムーズに表れます。**ほとんどの子が、成績を飛躍的に上げます。ある男の子は、時計回りプレートを実践して３カ月後、中学３年生になって初めての実力テストで、校内で８位になったそうです。本人も驚きつつ自信がついたようで、勉強机に自ら向かうようになりました。その後、志望の高校に進学し、今年、大学受験にも見事成功しました。

忙しいからこそ、朝食をきちんとつくる

「忙しすぎて、食事などまともにつくっていられない」

と言う人がとても多くなっています。

「朝食なんてつくる時間がない」

と言って、菓子パンやヨーグルト、コーヒーだけですませる人もいます。昼は麺類だけ、夕飯はスーパーやコンビニのお惣菜やお弁当ですませる人もいます。

そんな食事で、どうして思い描いたような人生を築けるのでしょうか。

忙しすぎて時間がない、というならばなおのこと、朝食だけはしっかり整えましょう。

時計回りプレートならば、1人分は15分もあればつくれます。独身の人は、自分自身の人生のために、この15分を使うことです。

家族4人分でも30分あれば十分です。私は家族4人分を20分でつくります。

朝食さえしっかりやっておけば、あとは手を抜いても大丈夫です。自分も家族も自ずと変わってくるからです。

子どもがいる人は、自分より先に子どもが変わります。子どもの身体のほうが、すみずみの細胞まで栄養が行きわたりやすいからです。「勉強をしなさい」と言わなくても勉強をするようになります。「片付けをしなさい」と言わずとも、身の回りをきれいに整えるようになります。**ドーパミンやセロトニンの分泌量が増えることで、心がおだやかになり、何もかもが楽しく感じられるようになる**からです。エネルギーの産生量が増えるので、いつも何かにとり組んでいたくもなります。

わが子のそんな様子を見たら、親は「いいね」「すごいね」「えらいね」と心から褒めましょう。褒められれば、ドーパミンやセロトニンの分泌量をさらに増やせます。こうなると、親子の関係がよりよい方向へと整っていきます。

大人の変化が起こるのは、そのあとです。数十年間も、間違った栄養のとり方をしてきたので、それを正すのには時間がかかりますし、細胞レベルでの変化にも時間が必要です。しかし、**続けていれば10日で必ず変わってきます**。

思うように能力を発揮できるので、何事にも自信がつきます。その自信が、さらに能力を向上させ、人生は好転します。経済力も高まります。家族を思いやる優しさも生まれます。

反対に「忙しいから」という理由で食事の手を抜けば、理想の人生を自ら手放すことになります。こんなにもったいないことはないと、私は思うのです。

見た目は豪華、調理はシンプル

時計回りプレートでは、1つのお皿に、1食でとりたい栄養を詰め込みます。そのため、プレートの上はとても豪華に見えます。そこに主食、味噌汁やスープなどの椀ものもつけます。

それだけの種類の食材と量を食べるからこそ、身体と脳に必要な栄養をまんべんなく行きわたらせることができます。

「こんなに食べたら、太りそう」と言う人もいますが、心配はいりません。エネルギーの産生量が増えるので、太っている人は美しくやせていきます。

色とりどりの料理をいくつも並べるので、調理が大変そうと感じる人もいます。ですが、心配は無用。前述したように、調理にたいした時間はかかりません。一度つくれば、いつもの調理よりずっと楽と実感できるはずです。見た目は豪華ですが、調理法は非常にシンプル。時計回りプレートは、とても効率的な食事療法なのです。

毎日時間をかけてがんばって料理をしているのに、自分も家族も心身の状態が上向かないという人は多いと思います。料理はがんばってつくればつくるほど、栄養素が壊れやすくなります。加熱する場合も時間が短いほうが、栄養素を壊さずにすむのです。

言い換えれば、時間をかけてがんばって調理する人ほど、栄養素の壊れた食事をしていることになります。

時計回りプレートでは、生野菜は食べやすい大きさに切って定位置に置くだけ。温野菜はゆでるか、電子レンジで加熱するだけ。魚は生のままがいちばんですし、肉もただ焼くだけでよいのです。すべてシンプルな調理法で構成されています。

基本は、切って、ゆでて、焼いて、お皿にのせる。これだけです。

このシンプルさが調理を楽にし、栄養素を最適な状態で摂取できることにつながるのです。

毎朝、キッチンに立つほんの少しの時間を持つ。それだけで、自分も家族も変わっていきます。**調理とは、自分や大切な人たちの人生をよりよい方向に導いていくための、「成功と幸せを生み出す時間」**なのです。

お皿に7つのポジションを決める

時計回りプレートとは、その名の通り、**お皿に1食にとる料理を順番に時計回りに並べるだけの食事療法**です。直径だいたい25〜30センチのプレート（皿）が最適です。

食べる順番も12時の場所から右回りで順々に食べていきます。

プレートは、7つのポジションに分けます。プレートを1つのチームと考えていただくとわかりやすいでしょう。

チーム競技は、1つのポジションでも欠けるとそこが弱点となります。プレートも同じです。7つのポジションを欠けることなく食べることで、1食に必要な栄養素をとれ、細胞レベルからの変化を築いていくことができます。

では、どのポジションにどんな料理をスタンバイさせればよいか紹介していきます。

1のポジション　酢のものやトマトなど酸っぱいもの

2のポジション　生野菜

3のポジション　**温野菜**
4のポジション　**たんぱく質が豊富な植物性食品**
5のポジション　**動物性たんぱく質のメインディッシュ**
6のポジション　**糖質の多い根菜など**
7のポジション　**果物**

以上が1から7までの献立です。

この順番に並んでいれば、各ポジションで品数が増えても大丈夫です。

では、各ポジションの順番はどのようにして決めているのでしょうか。

ポイントは、「血糖値を乱高下させない食べ方」です。

血糖値をゆるやかに上げ、ゆるやかに下げる。この指針に基づいた食べ方をすることでストレスホルモンのノルアドレナリンの分泌を防ぎます。そうして、「自分なんてダメ」「自分にできるはずがない」などというネガティブな思考が起こらないようにします。すると、ポジティブな思考回路をつくり出しやすくなります。

そのためには、糖質を豊富に含む食べものは、なるべくあとでとることが重要です。野菜類などからスタートして胃を満たしていくことで、ブドウ糖の吸収のスピードをゆるやかにできます。

血糖値の乱高下を防げば、糖化も予防できます。ブドウ糖が血液中に一気に流れ出すことがないので、体内のたんぱく質と急速に結びつくことがなくなるのです。これによって、肥満や老化、糖尿病などの病気を遠ざけていきます。

時計回りプレートでは、主食も食べることができます。ただ、食べるタイミングが大切。**主食は5－②のポジション、メインディッシュのタイミングからとりましょう。**ここまで来れば、胃のなかは野菜と良質なたんぱく質でだいぶ満たされています。その状態であれば、糖質の多い主食をとっても血糖値の乱高下を起こす心配はなくなります。

それでは、各ポジションのポイントをお話ししていきましょう。

Dr.西山由美式「時計回りプレート」のつくり方

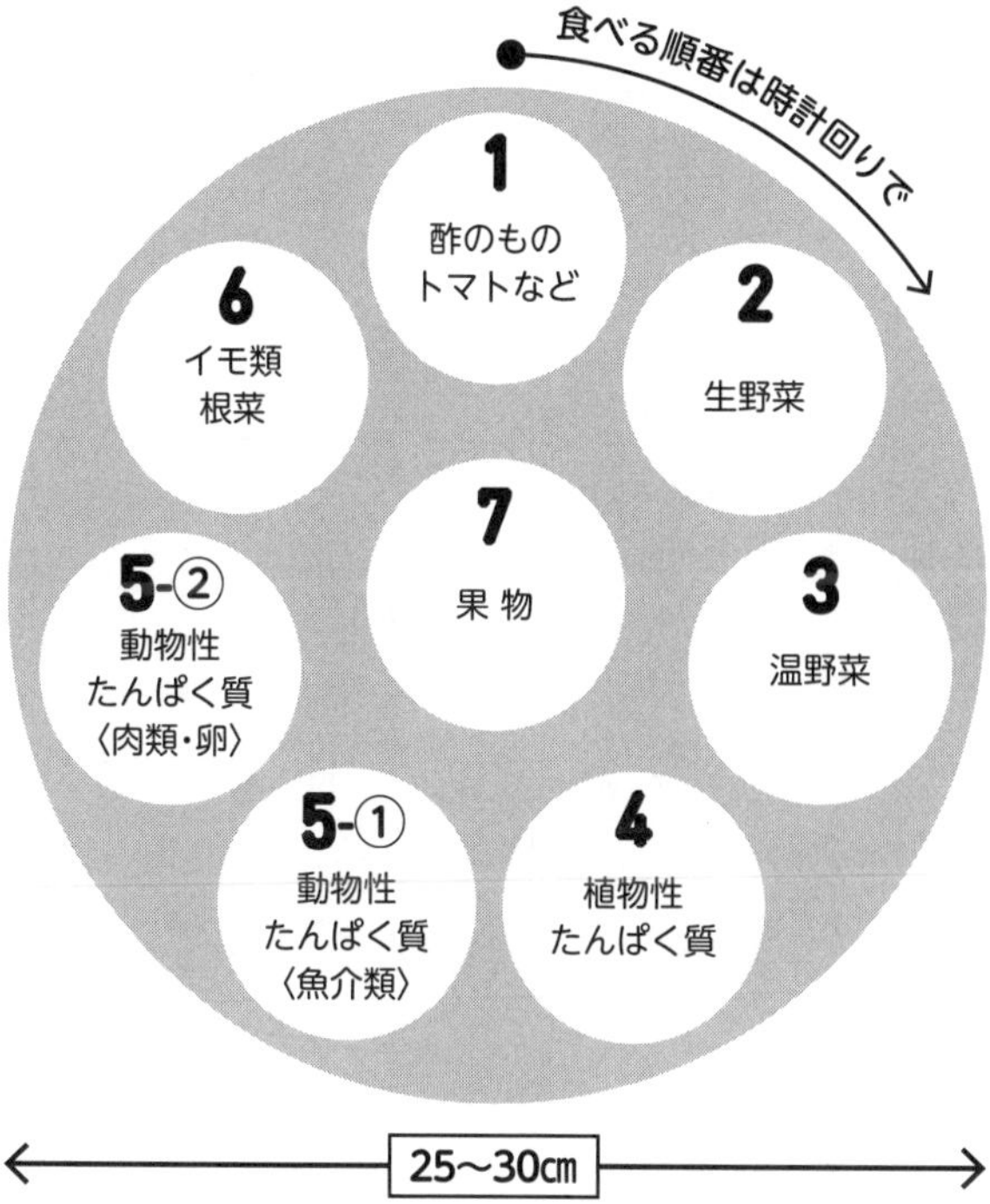

※25〜30㎝ほどのお皿を用意しよう

※汁のあるおかずや果物をのせる小鉢を2〜3個用意すると便利

1のポジション

スタートは酸っぱいものから

プレートの12時の位置、1のポジションには「酸っぱいもの」を置きます。

エネルギーを効率よく大量に産生するためには、ミトコンドリア内のTCAサイクルを動かすとよいことは前述しました。TCAサイクルは、別名「クエン酸回路」と呼ばれます。**食事は酸っぱいものからスタートさせるのが最適です。**

ブドウ糖が「アセチルCoA」という物質に変化し、そこに鉄とビタミンB群があると、アセチルCoAはクエン酸回路のなかに入ります。

そのとき、最初につくられるのが、クエン酸です。ここでクエン酸がつくられ、次々に姿を変えていく化学反応によって、エネルギーがどんどん産生されていきます。

クエン酸は、ブドウ糖からもつくられますが、食べたものから直接摂取することもできます。クエン酸が体内にたくさんあれば、エネルギーの産生をスピードアップしていくことができるのです。

そこで、食事からエネルギーを効率よくつくり出していくために、1のポジションでクエン酸をまず摂取します。

クエン酸は、酸っぱさをつくる成分です。**お酢や梅干し、トマトなどに豊富**です。柑橘類などの果物にも含まれますが、果物は糖質も多くなります。ですから、果物は7のポジション、いちばん最後に回します。

なお、クエン酸には糖の吸収を遅らせる作用があります。最初にクエン酸をとることで、これから食事でとっていく糖質の害を最小限に抑えられるのです。

では、具体的にどのようなものを1のポジションに置くとよいでしょうか。

おすすめは、ミニトマトを3つくらい並べること。これがいちばん簡単です。ふつうのトマトでもよいのですが、ミニトマトのほうが1粒に栄養素がギュッと詰まっていて、効率よく栄養素を摂取できます。

梅干しもよい食材です。梅干しを購入する際には、梅と塩、場合によっては赤ジソのみで漬けられたシンプルな商品を選んでください。食べやすく加工された梅干しは、ハチミツや砂糖などで甘みがつけられています。そうした商品は糖分が多いので、1のポジションに置くにはふさわしくなくなります。

時間に余裕があれば、「ワカメとキュウリの酢のもの」や「モズク酢」などの酢のものを手づくりするとよいでしょう。この場合も、砂糖などは使わないことです。酢のものは、だし醤油とお酢で味つけするだけでおいしく仕上がります。

なお、酢のものなど汁気のあるものは、そのままプレートに置くことができません。こうした場合のために、プレートにのる小鉢も用意しておくと便利です。

2のポジション 「生野菜」から壊れやすいビタミンを摂取

2のポジションには、生野菜を置きます。

私たち人間は、必要なビタミンやミネラルを野菜や果物から摂取します。

ただし、調理法によっては大切なビタミンを壊してしまうことがあります。

とくに水溶性ビタミンは、水に溶け出しやすい性質を持っています。洗った瞬間から外に流れていきます。ですから、**生野菜は食べるときに食べるぶんだけ洗い、プレート**

にのせることが大切です。

つくり置きはおすすめしません。冷蔵庫につくり置いた料理は、水溶性ビタミンが死んでいます。死んだ栄養素をとっても、細胞レベルから健康になることはできないのです。私たちの身体は、たった１つの栄養素が不足しただけで、エネルギーの産生量が減り、優位に働くホルモンも変わってきてしまいます。

私たちが目指すのは、細胞レベルから変わっていくことです。**時計回りプレートでは、そのときつくったものをすぐに食べることも、１つのルール**とします。「地産地消」も大切ですが、「日産日消」も重要。新鮮な食材を使って、料理はその都度つくることで、細胞レベルから変わっていくための栄養素を摂取できるのです。

２のポジションは、絶対に欠かしてはいけないポジションです。

なぜなら、水溶性ビタミンは、体内にとどまることのできない性質も持っているからです。そのときに使われなかった水溶性ビタミンは、尿と一緒に排出されてしまいます。**水溶性ビタミンが体内にとどまっていられる時間は、２〜３時間と短い。**だからこそ、毎回の食事でしっかりととる必要があります。

野菜の数も1つと決めず、調理に余裕ができてきたら、2つ3つと増やしていきましょう。といっても、2のポジションの調理は簡単。野菜を洗って、食べやすい大きさに切ったりちぎったりして、お皿にのせればよいだけ。その時間は1分もかかりません。**わずか数十秒の手間で、細胞レベルから変わっていく栄養素をとれる**のです。

ミョウガ、シソ、アボカドを 2のポジション のスタメンに

水溶性のビタミンには、ビタミンB群とビタミンCがあります。

ビタミンB群は主にエネルギーをつくり出す際に使われます。

ブドウ糖から変わったアセチルCoAがTCAサイクルに入れるかどうかで、エネルギーの産生量は大きく変わります。そのとき、必要となるのがビタミンB群と鉄です。

ビタミンB群を多く含むのは、主に魚介類と野菜です。

2のポジションでは、野菜を食べます。ビタミンB群は、色の濃い野菜、香りの強い野菜に多く含まれます。**生で食べられる野菜では、ミョウガやパセリ、エゴマの葉、シ**

ソ、クレソン、アボカドなどです。

私は、よくミョウガを太めの千切りにして2のポジションに置きます。「ミョウガは薬味」と思い込んでいる人が多いのですが、千切りでそのまま食べても美味。ビタミンB_1、ビタミンB_2などのビタミンB群、ビタミンCの他、鉄も含みます。つまり、**ミョウガはエネルギーの産生量を増進させてくれる野菜**の1つです。

エゴマの葉やシソも、ビタミンB群と鉄を含みます。この調理法も簡単。1人あたり2〜3枚を洗ってそのままプレートに置けばよいだけ。私は何も味をつけずに食べますが、塩や醤油を軽くかけても、とてもおいしい一品になります。

アボカドも頻繁に食べたい食材です。ビタミンB群のほか、ビタミンCや抗酸化作用の強力なビタミンEを含みます。抗酸化作用とは体内の酸化を防ぐ働きのことで、酸化は老化の原因です。つまり、**アボカドは老化予防によい食材**です。

ただ、アボカドは糖質が少ないものの、オレイン酸という脂質が豊富であるため、2のポジションのいちばん最後に置きましょう。

ビタミンCは、美肌と免疫力アップに効果あり

ビタミンCは、主に「コラーゲン」というたんぱく質の合成に必要です。

コラーゲンには、細胞と細胞の間を結ぶ働きがあります。細胞間の結びつきを強化し、皮膚や粘膜を弾力性のある若々しい状態に保つのがコラーゲンです。また、骨の健康を増進する働きもあります。

コラーゲンは、体内のたんぱく質のうち、約30パーセントを占める重要な成分です。皮膚に限って言えば、約70パーセントをコラーゲンが占めています。美容成分としてコラーゲンが注目されるのは、このためです。

ところが、体内のコラーゲンは、加齢とともに減ります。それによって、皮膚はプルプルした張りが失われてシワが増えます。内臓の働きも落ち、骨折もしやすくなります。老化を防いでいつまでも若々しくあり続けるためには、コラーゲンの体内量を増やすことです。

それには、良質なたんぱく質が必要ですが、同時にビタミンCも欠かせません。

私たちが摂取したたんぱく質は、腸内でアミノ酸という最小の成分に分解されたのちに、体内に吸収され、身体が必要とするたんぱく質に合成されます。その際に、ビタミンCがないと、コラーゲンをつくれなくなります。

さらに**ビタミンCには、免疫力を高める働き**もあります。

免疫とは、簡単に言えば、病気を防ぎ、あるいは病気を治す体内システムのこと。新型コロナウイルスやインフルエンザ、風邪などの感染症を予防するほか、がんの発症を防ぎます。老化予防にも働きます。

免疫システムの主な担い手となっているのが、血液中に含まれる白血球です。白血球はいくつもの免疫を担当する細胞の総称であり、それぞれの細胞はおのおの役割で免疫力の向上に働きます。そうした免疫細胞の働きを活性化させる作用が、ビタミンCにはあります。

生で食べられる野菜でビタミンCの量が多いのは、パセリ、芽キャベツ、ラディッシュ、ルッコラ、水菜、ピーマン、パプリカ、トマトなどです。

水溶性ビタミンの種類とその働き

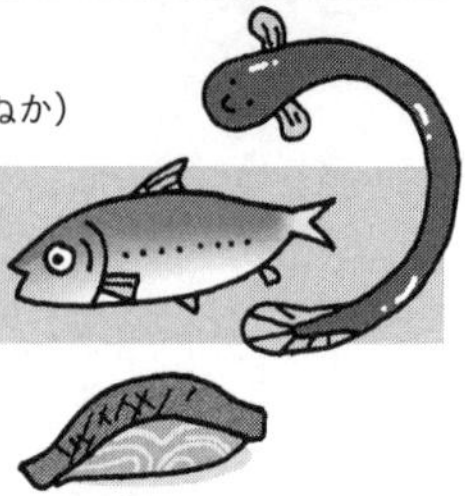

	水溶性ビタミン（体内貯蔵不可）
ビタミンB_1	疲労回復ビタミン （ゴマ・ウナギ・豚肉・米ぬか）
ビタミンB_2	美容ビタミン （ウナギ・サケ・レバー）
ビタミンB_3	精神安定ビタミン （イワシ・カツオ・アジ）
ビタミンB_5	代謝のビタミン （レバー・鶏もも肉・干しシイタケ・サケ・納豆）
ビタミンB_6	女性必須ビタミン （イワシ・カツオ・マグロ・ニンニク・銀杏）
ビタミンB_7	美肌ビタミン （レバー・魚介類・ピーナッツ・卵・納豆）
ビタミンB_9 （葉酸）	妊娠ビタミン （レバー・菜の花・モロヘイヤ・ブロッコリー・焼きのり）
ビタミン$_{12}$	神経細胞ビタミン （牛肉・鶏肉・アサリ・シジミ）
ビタミンC	抗酸化ビタミン ストレスをはねのけて美肌を保つビタミン （ブロッコリー、ピーマン、パプリカ、トマト、キウイ）

野菜には、細胞を若返らせる成分がたっぷり

野菜から摂取したい栄養素は、水溶性ビタミンの他にもあります。

その1つがフィトケミカルです。

人の体内では「活性酸素」という老化物質が絶えず発生しています。活性酸素は、強い酸化力を持ちます。酸化とは、酸素によってものが錆《さ》び、ボロボロに老化することです。

体内の細胞も、活性酸素にさらされると酸化します。酸化した細胞は、もとの働きを十分に果たせないほど劣化します。その細胞の劣化が、身体の働きや組織、臓器を老化させます。また、活性酸素はがん細胞を生み出す原因にもなっています。

脳細胞も活性酸素を浴びれば酸化します。脳細胞の酸化が進めば、思考や記憶などの能力の他、ホルモンの分泌が滞ります。こうなると、ポジティブな考えを持つことが難しくなります。しかも、アルツハイマー病などの認知症は、脳細胞の酸化が大きな要因であることがわかっています。

このように、**健康で若々しくエネルギッシュな人生に、活性酸素は大きな敵**です。そこで積極的にとっていきたいのが、「フィトケミカル」と呼ばれる栄養成分です。「フィト」はギリシャ語で植物、「ケミカル」は化学物質という意味です。

フィトケミカルとは、植物が持つ独特の成分のことで、活性酸素を消す作用があります。なお、活性酸素を無毒化する働きのことを、抗酸化作用といいます。

具体的には、**フィトケミカルは、植物の持つ色、香り、辛み、苦み、えぐみ、渋みなどの成分**です。こうした味が際立っている野菜を日常的に食べておくと、フィトケミカルの摂取量を増やせます。すると、活性酸素の害から細胞を守れ、老化を防げます。

そこで、フィトケミカルの摂取量を増やせる、野菜選びのポイントをお伝えします。

そのポイントとは、**色や味の強い野菜を選ぶ**こと。

たとえば、**レタスならば、通常のものよりサニーレタスのほうが、フィトケミカルは豊富**です。サニーレタスの持つ紫と緑の色みと苦みがフィトケミカルです。

ちなみに、レタスはほとんどが水分で、栄養がないという人もいますが、そんなことはありません。含有量は少なくても、ビタミンCやβ《ベータ》カロテン、ビタミンE、葉酸などが含まれます。葉酸は、赤血球をつくる際に必要な栄養素で、ビタミンB群の一種です。私も、レタスを食べない日はない、というほど、毎日とっています。葉を洗ってちぎってお皿にのせるだけでよいので、調理も簡単です。

ブロッコリースプラウトも、フィトケミカルの多い野菜の1つです。独特の苦みがフィトケミカルの成分です。とくに、生野菜が手に入りにくくなる冬は、安価に買えるフィトケミカルを積極的に2のポジションに使いましょう。

ピーマンやパプリカなども、色が濃く、香りや苦みの強い野菜です。フィトケミカルもビタミンCも含まれます。千切りにし、醤油をたらせば、生のままでもおいしく食べられます。

さらに、野菜にはミネラルも豊富です。ミネラルは体内環境を整えたり、エネルギーの産生量を増やしたりなど、体内でとても大事な役割を担ってくれています。

生野菜にドレッシングは必要ない

野菜には、それぞれ深くておいしい味があります。甘みも、苦みも、酸っぱさも、みんな野菜の個性です。その個性をつくっているのが、ビタミンやミネラルやフィトケミカルです。

それらはすべて、細胞レベルから私たちの健康を増進してくれる栄養素です。

人の舌には、味蕾《みらい》という味を感知する小さな器官が約1万個も存在します。味蕾は非常に繊細な味まで感知します。

ただ、繊細な器官ゆえに、味つけを濃くしてしまうと、衰えていきます。味蕾が衰えると、味つけはどんどん濃くなります。そうしないと、「おいしい」と感じられなくなるからです。本来、私たちの舌には、それぞれの野菜が持つ個性的な味を「おいしい」と感じられるすばらしさがあるのに、味つけを濃くすることで、その特性を失ってしまうのです。

「サラダにはドレッシングやマヨネーズをかけないと食べられない」というのは、味覚

が衰えている証拠です。味つけをしなくても、野菜を「おいしい」と感じられる味覚をとり戻していきましょう。

そうはいっても、最初は味つけなしで食べることに抵抗を感じるかもしれません。その場合は、**粗挽きの塩やコショウ、醤油、だし醤油、亜麻仁油などを、ほんの少しかけるとよい**と思います。調理では味つけをしないで、食べるときに、各自がお皿の上で味をつけるようにします。

そうして、だんだんと味つけを薄くしていくと、味覚が正常に戻ります。

味蕾が本来の機能をとり戻すと、本当においしいもの、まずいものの区別がつくようになります。**本当においしいものとは、細胞レベルから身体を健康にしてくれる食べもの**です。まずいものとは、身体の栄養にならないばかりか、細胞レベルから身体を老化させてしまう食べものです。

この違いを感知できる舌を、自分の将来のためにつくっていきましょう。

ある患者さんは、生野菜を味つけなしで食べるようになり、大切なことに気づきました。カップラーメンやレトルトカレー、菓子パン、ファストフードなどを食べたいとは思わなくなったのです。かつては、昼食の定番メニューにしていたそうですが、そうした食品の人工的な味を「気持ち悪い」と感じるようになったと言います。

そして、子どもたちにも日常的に食べさせていたことを深く反省しました。栄養がないばかりか、人工的な成分を多く含む食品を子どもに食べさせることは、親がわが子の能力と健康を損なわせることになるからです。

3のポジション 「温野菜」にはビタミン、ミネラルがたっぷり

「生野菜を食べれば温野菜はなくてもいい」

そう思っている人がいます。これは間違いです。

生野菜には生野菜の必要性があるように、温野菜には温野菜の必要性があります。火を加えて食べる野菜にも、ビタミンやミネラルが多く含まれます。とくに**温野菜では、脂溶性ビタミンの摂取をメインで考えていきます**。

脂溶性とは、水には溶けにくいものの、油脂に溶け出しやすい性質のことです。熱に

脂溶性ビタミンと主な働き

脂溶性ビタミン（体内貯蔵可）	
ビタミンA	目・肌・髪のビタミン （ウナギ・ニンジン・カボチャ・ブロッコリー） レチノール（動物性）：カロテン（植物性）＝1:1
ビタミンD	骨のビタミン（サケ・シラス干し・イクラ）
ビタミンE	抗酸化作用のビタミン （ウナギ・アーモンド・カボチャ）
ビタミンK	血液凝固のビタミン（納豆・春菊・カブ・ダイコン）

強く、加熱しても壊れません。ゆでたり、蒸したりしても、流出しません。ですから、脂溶性のビタミンは温野菜から摂取しやすいのです。

なお、脂溶性のビタミンは、1～2日の間は身体に蓄えておくことができます。

これに対して、水溶性のビタミンは、摂取後2～3時間で尿に混じって外に出ていきます。

よって**「生野菜7、温野菜3」の割合で野菜の量を調整**しましょう。

もし、生野菜か温野菜か、どちらかしか用意できないならば、生野菜を優先させます。脂溶性ビタミンは身体に蓄えておけるからです。ふだんからとっていれば、温野菜は1日くらいお休みしても大丈夫です。

なお、**3のポジションのスタメンにしたい野菜は、ホウレン草、ブロッコリー、オクラ、アスパラガス、芽キャベツ、ナス、モヤシ、キノコ類、ピーマン、パプリカ、ヤングコーン、ズッキーニ、長ネギ、小松菜**などです。

野菜のバター炒めはやめよう

脂溶性ビタミンは油を一緒にとると、吸収率がよくなります。たとえば、ゆでただけの温野菜より、油を少しかけて食べたほうが、摂取量を増やせます。

時計回りプレートでは、油にもこだわっていきましょう。細胞レベルから健康になるには、油も重要な役割を果たしているからです。

油を構成する主な栄養素は、脂肪酸です。

脂肪酸には、飽和脂肪酸と不飽和脂肪酸があります。

飽和脂肪酸は、常温で固まる性質を持つため、人の体内に入った際、血液をドロドロにする作用があります。悪玉コレステロール（ＬＤＬ）や中性脂肪も増やします。血管を劣化させる一因にもなり、高血圧症や高脂血症、糖尿病、肥満などの生活習慣病を発症する原因にもなってきます。

この飽和脂肪酸は、肉の脂身、バター、チーズに豊富です。ベーコン、ハム、ソーセージなどの加工肉にも多く含まれています。こうしたものは、できるだけ食卓にのせないほうが、自分や家族のためになります。

とくに**野菜のバター炒めなどを好む人がいますが、時計回りプレートではおすすめしません。**

一方、不飽和脂肪酸は、常温では液体を保ちます。

こちらは、魚介類や野菜に多く含まれる脂肪酸です。冷たい海水や冬の大地などで体内の脂肪酸が固まってしまっては、魚も野菜も生きることができません。そこで、温度の低い環境でも油が固まらないよう、魚介類や野菜は不飽和脂肪酸を多く含むのです。

私たちの健康にとくに必要なのは、この不飽和脂肪酸です。

不飽和脂肪酸には、多価不飽和脂肪酸と一価不飽和脂肪酸があります。一価不飽和脂肪酸は人の体内でつくることができるので、とくに意識する必要はありません。

摂取のしかたを意識したいのは、多価不飽和脂肪酸です。こちらは、身体に必要な栄養素でありながら、人間の体内ではつくり出せません。よって、食事から摂取する必要があるとして「必須脂肪酸」と呼ばれています。

「健康に大切な油」と「食べてはいけない油」

調理油は、植物から抽出したものです。

必須脂肪酸を含む油は、２つのタイプに分けられます。

オメガ３系脂肪酸を多く含む油とオメガ６系脂肪酸を主成分とする油です。

違いを一言でお話しするならば、**オメガ３系の油は「健康に大切な油」、オメガ６系の油は「食べてはいけない油」**です。

〈オメガ3系：健康に大切な油〉シソ油、エゴマ油、亜麻仁油など

これらの油には、オメガ3系脂肪酸の「α《アルファ》-リノレン酸」が多く含まれます。**α-リノレン酸には、血液をサラサラにする、血管をしなやかにする、血行をよくするなどの働き**があります。

こうした働きは、α-リノレン酸を材料に、体内でEPA（エイコサペンタエン酸）やDHA（ドコサヘキサエン酸）がつくられることで得られるものです。EPAとDHAは青背の魚にも豊富です。

しかも、オメガ3系脂肪酸には、炎症を抑える作用があります。感染症やアレルギー性疾患、胃潰瘍、がん、認知症、糖尿病などあらゆる病気は、炎症の悪化が症状を重くします。こうした病気はいずれも現代人が発症しやすい病気です。よって、現代に生きる私たちにとって、**炎症を抑えてくれるオメガ3系脂肪酸は、とても大事な栄養素**となります。

ただし、これらの油には1つ注意点があります。

オメガ3系の油は、熱に弱く、劣化しやすいのです。ですから、シソ油、エゴマ油、亜麻仁油は、炒めものなどの加熱調理に使うのには適しません。冷蔵庫で保存することも大事です。

最良の使い方は、温野菜にかけて使うことです。野菜をゆでたり、蒸したりしたら、時計回りプレートの3のポジションにそのまま置きます。そして、食べるときに、食べる人が自分で油をかけます。そうすることで、状態のよいオメガ3系の油を摂取できるとともに、脂溶性ビタミンの摂取量を増やすことができます。

シソ油、エゴマ油、亜麻仁油は、通常の調理油よりは値段が高くなりますが、**毎日、大さじ1杯程度とることで、血管の若返りに効果がありますし、病気の予防に役立ちます**。1本買って食卓にのせておくことが、野菜をおいしく、健康を増進させることにつながります。

〈オメガ6系：食べてはいけない油〉サラダ油、コーン油、大豆油、綿実油、ベニバナ油、ゴマ油など

これらの油には、オメガ6系脂肪酸の「リノール酸」が多く含まれます。

リノール酸は血中のコレステロールを少なくする作用があります。ただ、善玉コレステロール（ＨＤＬ）まで減らしてしまう働きを持ちます。結果、**とり過ぎてしまうと、悪玉コレステロールの総量を増やし、動脈硬化症などを引き起こす原因**になります。

また、リノール酸には、炎症をうながす作用があります。これもリノール酸のとり過ぎを避けたい理由の１つです。

そうとはいえ、リノール酸も身体が必要としている脂肪酸です。でも、調理油からとる必要はありません。リノール酸は、ほとんどの食べものに含まれているからです。野菜類、果物類、魚介類、肉類など、すべての食材がリノール酸を持っています。

ですから、通常の食事をしていてリノール酸が不足することはありません。反対に、リノール酸を含む調理油を使ってしまうと摂取過多になり、身体に炎症を起こす作用が強くなってしまいます。

たとえば風邪をひいた際、発熱や咳、鼻水などの症状が出ますが、それらはすべて炎症です。**ふだんからリノール酸を多くとっていると、病気になった際、炎症が強く表れ、自分自身がつらい思いをする**ことになってしまうのです。

加熱調理にはオリーブオイルを少しだけ使う

免疫力の低下や、花粉症や気管支喘息などのアレルギー性疾患、アトピー性皮膚炎、高血圧症、脳梗塞、心筋梗塞などの病気が増えたのは、オメガ6系の油と肉類を多くとりすぎているためと考えられています。

オメガ6系脂肪酸は、サラダ油、コーン油、大豆油、綿実油、ベニバナ油、ゴマ油などに多く含まれます。こうした油を、現代に生きる私たちは、炒めものや揚げものなどから毎日のようにとるようになりました。そのことが、多くの病気を引き起こす一因になってしまっているのです。

言い換えれば、**オメガ6系の油の使用をやめるだけで、現代人が罹患しやすい病気を予防**できることになります。

オメガ3系とオメガ6系の摂取バランスは、1対4が理想です。時計回りプレートを実践すると、自然とこのバランスに収まるようになり、体内環境がよくなります。免疫力が高まり、アレルギー症状も抑えられ、がんや高血圧症、脳梗塞、心筋梗塞なども予防できます。また、記憶力や集中力も高まり、学習能力も向上していきます。

しかし、炒めものなどの加熱調理にサラダ油などを使ってしまうと、理想のバランスがとたんに崩れます。

では、加熱料理には、どんな油を使うとよいのでしょうか。

オレイン酸などのオメガ９系脂肪酸を主に含む油です。オレイン酸は一価不飽和脂肪酸であり、体内でもつくり出せる脂肪酸です。ですから、これを調理油から摂取したところで、必須脂肪酸のバランスを乱す心配がありません。

オレイン酸を主成分とする油は、オリーブオイルやキャノーラ油（菜種油）などです。これらは熱に強く、加熱しても変質しにくいという特徴も持ちます。

ですから、**加熱調理には、オリーブオイルやキャノーラ油を使う**ようにしましょう。

ただし、調理油はほんの少し使うだけで十分です。調理油の使用は最低限にすることを原則としましょう。

マーガリン、マヨネーズは口にしない

もう1点、油のとり方で注意したいことがあります。

トランス脂肪酸を含むものは使わない、ということです。

欧米では、トランス脂肪酸を「プラスチックオイル」と呼びます。まるでプラスチックのように、自然の力では分解が難しい油という意味です。人体に入り込んでしまうと、大きな害をなします。

脂肪酸は体内に入ると、細胞膜の材料としても使われます。**トランス脂肪酸が細胞膜の材料にされてしまうと、その機能が非常に不安定**になります。しかも、活性酸素との結びつきが強いため、細胞膜が酸化しやすくなってしまうのです。

また、悪玉コレステロール（ＬＤＬ）を増やす一方、善玉コレステロール（ＨＤＬ）を減らす作用があります。

トランス脂肪酸のこうした作用は動脈硬化やがん、心臓病を引き起こします。

トランス脂肪酸の危険性に、世界はとても敏感です。食品への表示が義務づけられた

り、量が規制されたりしています。ところが日本は、その危険性への認識があまく、表示の義務さえありません。

トランス脂肪酸は、さまざまな食品に含まれます。とくに多いのが**マーガリン、ショートニング、そしてマヨネーズ**です。大量生産された油にも含まれます。具体的には、大容量のプラスチック容器に入れられた油です。「安いから」と常用していると、知らず知らずのうちに、細胞の劣化を引き起こすことになってしまいます。

また、油の高温加熱によっても、トランス脂肪酸は発生します。フライドポテトや唐揚げなどの揚げものにもトランス脂肪酸は含まれています。

ホウレン草は生ではなく、茹でて食べよう

野菜は、種類によって調理法を変えることが大切です。

せっかく食べるならば、その食材が持つ栄養素を最大限に引き出してあげましょう。

野菜は、とくにそうです。野菜に多く含まれるビタミンやミネラルなど、私たちを細胞

レベルから健康にしてくれる栄養素は、調理のしかたによって壊れたり、身体に害をなしたりすることがあるからです。

とくに注意したいのが、ホウレン草です。

ホウレン草には、ビタミンC、葉酸、ビタミンE、βカロテンのビタミン類のほか、鉄分が豊富です。ビタミンCや葉酸は、水溶性であるため、茹でると外に出てしまいます。こうなると、せっかくの栄養素を摂取できません。

そこで最近は、サラダホウレン草といって、生で食べられるタイプが人気です。生で食べればビタミンCや葉酸をそのままとることができます。しかし、**ホウレン草は、生で食べることを控えたい野菜**なのです。

なぜなら、シュウ酸という成分を多く含むからです。シュウ酸は、尿のなかでカルシウムと結びつくとシュウ酸カルシウムという物質に変わります。これが結合して大きくなると、尿路結石になります。

しかも**シュウ酸は、エネルギーの産生量を増やすために欠かせない鉄の吸収を阻害する働き**もあります。

月に1回程度ならば、身体も対応できるので問題はないと思いますが、「身体によいだろう」と頻繁に食べるようなことはしないことです。

なお、シュウ酸は、アクの強い食品に含まれます。ホウレン草やタケノコ、ゴボウなどです。アク抜きが必要なのは、単に野菜を食べやすくするだけでなく、シュウ酸を落とすためでもあります。

ホウレン草は茹でることで、約半分のシュウ酸を落とせます。タケノコやゴボウなども煮ものにすることで、煮汁のほうにシュウ酸を出すことができます。**アクの強い食品は、茹でたり煮たりして食べるのが基本**と覚えておいてください。

なお、ホウレン草は、水溶性ビタミンのほかにも大切な栄養素がたくさん含まれます。茹でることによって水溶性ビタミンは失われても、食べる意味の大きな野菜です。とくに重要なのは鉄分の摂取。**ホウレン草を食べる最大の目的は、鉄分の摂取**にあると私は考えます。わが家でも、茹でたホウレン草は時計回りプレートの定番野菜です。

また、食べあわせによってシュウ酸を体内に吸収させない方法があります。

それは、カルシウムを一緒に摂取することです。シュウ酸はカルシウムと結びつくとシュウ酸カルシウムになってしまうのですが、その結合が腸のなかで起こると、体内に吸収されることなく、大便となって排泄されます。

シュウ酸の含有量は、ホウレン草がずば抜けて多いものの、レタスやブロッコリー、キャベツ、カリフラワー、ナスなどにも少し含まれます。**シュウ酸の吸収を防ぐには、カルシウムの豊富なシラスやカツオ節をプレートに加える**ことです。ホウレン草のおひたしや焼きナスなどにシラスやカツオ節を振りかけるなどして食べるとよいでしょう。

ブロッコリーはレンジでチンがいちばん

一方、ゆでないほうがよい野菜もあります。その代表がブロッコリーです。ブロッコリーには葉酸が豊富です。**ブロッコリーは、葉酸の摂取をいちばんに考えたい野菜**です。

葉酸はビタミンB群に属し、赤血球がつくられるのを助ける働きがあります。そのため、葉酸の摂取量が少ないと、身体をめぐる酸素量が減り、エネルギーをうまくつくれなくなります。こうなると、エネルギッシュに活動する意欲が失われます。

　また葉酸は、遺伝情報を伝えるＤＮＡやＲＮＡをつくる働きもあります。私たちの身体は、細胞分裂によって常に新しい細胞が生まれることで、機能を保っています。細胞分裂の際、遺伝子の生成がうまくいかなければ、病気や老化を引き起こすことにもなります。つまり、**細胞の若返りのためにも、葉酸は積極的にとりたい栄養素**の１つです。ただ、葉酸は水溶性のビタミンです。ゆでると外に溶け出てしまいます。

　そこで、ブロッコリーを調理する際は、ゆでないことがポイントです。小房に分けてサッと水洗いしたら、**ラップで包んで電子レンジで加熱**してください。電子レンジで加熱することで、葉酸の流出を防げます。

　しかも、お湯をわかすという手間も、鍋を洗うという手間も省略できます。包んだラップは、使い終わったら捨てればよいだけ。調理も片付けもとても楽です。

　必要な手間はかけることが大事です。しかし、不要な手間はできる限り省いて楽をしましょう。これも、時計回りプレートでは大切にしていきたいポイントです。

　３のポジションのスタメンにしたい野菜たちの最適な調理法を次ページに掲載しました。参考にしてください。

温野菜の栄養素を壊さない調理法

ホウレン草	熱湯でゆがく。電子レンジで加熱する場合は、加熱後冷水に軽くさらす。根もと部分も残さず食べよう。
ブロッコリー	ラップで包んで電子レンジで加熱。
オクラ	ラップで包んで電子レンジで加熱。生のまま細かく刻み、納豆とあえてネバネバをいっぱいにして食べても美味。
アスパラガス	繊維の硬い部分の皮をむき、電子レンジで加熱。
芽キャベツ	電子レンジで硬めに加熱。生でもOK。
ナス	オリーブオイルを少量かけて電子レンジで加熱。ナスは皮が大事。生のまま薄くスライスしてサラダにしてもOK。
モヤシ	電子レンジで約20秒加熱。新鮮ならば生でもOK。
キノコ類	シイタケは30分間日に当てるとビタミンDが10倍に。調理の前に戸外に出し、調理の最後にオリーブオイルで焼くとよい。エノキダケ、シメジ、マイタケは冷凍するとアミノ酸が3倍に。
ピーマン・パプリカ	電子レンジで加熱後、縦切りに。横切りにすると栄養価が落ちる。生でもOK。
ヤングコーン	トウモロコシよりヤングコーンのほうが栄養価が高い。皮のついたままアルミホイルに包んで魚焼きグリルで焼く。皮をむいてレンジで加熱したり、焼いたりしてもOK。
ズッキーニ	オリーブオイルで焼く。
長ネギ	弱火でオリーブオイルで焼く。
小松菜	熱湯でゆがく。電子レンジで加熱する場合には、加熱後冷水に軽くさらす。

4のポジション

豆腐・納豆には良質のたんぱく質がたっぷり

3のポジションまで食べ終わると、おなかがずいぶん満たされてきます。でも、胃のなかを占めているのは、野菜やキノコ類、海藻類だけ。次の段階に移るのに、とてもよい状態です。

4のポジションでは、植物性のたんぱく質をとっていきます。

人の健康において、たんぱく質は非常に重要な栄養素です。身体を構成するもっとも主要な成分です。あらゆる臓器や筋肉はたんぱく質からつくられています。遺伝子をつくるのも、免疫細胞をつくるのも、消化酵素をつくるのも、たんぱく質です。体内環境を整え、人の性格を決定づけるホルモンの材料になるのも、たんぱく質です。

ですから、**たんぱく質の摂取は、食事のとても大切なポイント**になるのです。

食事でとったたんぱく質は胃腸で消化され、アミノ酸という最小の成分に分解されます。アミノ酸の数は全部で20種類。このうち、9種類は体内では合成できないため、食事から摂取する必要があるとして「必須アミノ酸」と呼ばれています。

アミノ酸は体内に吸収されると、再びたんぱく質に合成されます。わずか20種類のアミノ酸がそれぞれの目的にあわせて結びつき、およそ10万種類ものたんぱく質をつくり出します。そうして、さまざまな生命活動を支えるのです。

ですから、アミノ酸が不足すると大変です。アミノ酸をなるべく使わなくてすむように、身体が省エネモードに入ります。すると、**「身体がなんだか不調」という状態が起こり、気持ちも落ち込み、肌が荒れ、風邪もひきやすくなります**。やせにくく、太りやすい身体にもなります。

たんぱく質は、体重1キログラムにつき、1日1・0～1・5グラムが必要です。体重が60キログラムの人ならば、毎日60～90グラムものたんぱく質が必要になります。

ここで大事なのは、「良質なたんぱく質」を摂取することです。

では、良質なたんぱく質とは、どのようなものを指すのでしょうか。

それは、身体が欲するアミノ酸を含むたんぱく質のことです。

私たちの身体をつくるたんぱく質と、食品中のたんぱく質は同じではありません。それを構成するアミノ酸の種類や量が違います。ですから、人体をつくるたんぱく質とできる限り近いたんぱく質が、私たちの身体にとって良質なたんぱく質となります。

そこで参考となるのが「アミノ酸スコア」です。アミノ酸スコアは、9種類の必須アミノ酸のバランスから数値化されています。

9種類の必須アミノ酸がそれぞれに必要量を満たしていると、スコアが100です。100が満点で、それに近いものほど良質なたんぱく質を持っていると判断できます。

ただし、ここにも注意点があります。

牛肉や豚肉も、アミノ酸スコアが100なのです。このスコアを見れば、牛肉や豚肉は良質のたんぱく質ということになります。

しかし、牛肉や豚肉には、飽和脂肪酸が多く含まれます。アミノ酸スコアが90を示すチーズなどの乳製品やベーコンなども飽和脂肪酸が豊富です。**どんなにアミノ酸スコアが高くても、身体に悪いものも一緒にとり込んでしまっては、健康は損なわれます。**

ですから、たんぱく質は植物性食品を中心にとることを第一に考えたいのです。

食品のアミノ酸スコア

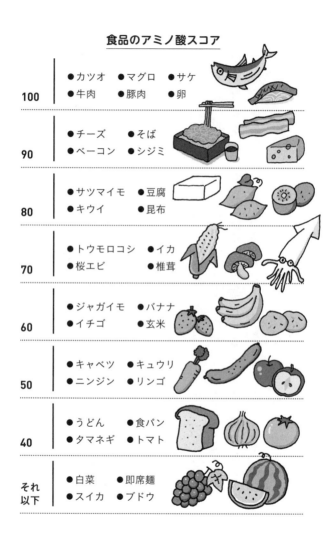

100	●カツオ ●マグロ ●サケ ●牛肉 ●豚肉 ●卵
90	●チーズ ●そば ●ベーコン ●シジミ
80	●サツマイモ ●豆腐 ●キウイ ●昆布
70	●トウモロコシ ●イカ ●桜エビ ●椎茸
60	●ジャガイモ ●バナナ ●イチゴ ●玄米
50	●キャベツ ●キュウリ ●ニンジン ●リンゴ
40	●うどん ●食パン ●タマネギ ●トマト
それ以下	●白菜 ●即席麺 ●スイカ ●ブドウ

「豆腐＋カツオ節」「豆腐＋シラス」は最強コンビ

さまざまな植物性食品に、たんぱく質は含まれます。もっともおすすめなのが大豆食品です。大豆は「畑の肉」と呼ばれるように、たんぱく質の豊富な食材です。

とくに豆腐は、一年中価格も安定していて、手に入れやすい食品の1つです。夏ならば冷や奴、冬なら温めて湯豆腐にするなど、一年中おいしく食べられます。

豆腐には、カツオ節やシラスをのせましょう。こうすることで、大豆に不足している必須アミノ酸を上手に補えます。しかも、いずれもカルシウムが豊富です。たんぱくな味わいの豆腐に、コクと風味を足すこともできます。

「豆腐＋カツオ節」「豆腐＋シラス」はおいしく、理にかなった組み合わせなのです。

ちなみに、豆腐には木綿豆腐と絹豆腐があります。お好みで選ぶとよいと思いますが、栄養価でいうと木綿豆腐のほうが高くなります。

調理にバリエーションが欲しいときには、「豆腐ステーキ」がおすすめです。

水切りした豆腐を、フライパンで焼き色をつけ、塩コショウするだけ。とても簡単ですが、豆腐の味にコクが出て、子どもも大好きな一品に仕上がります。

菜の花でつくるおからも、4のポジションに最適な料理です。私のつくり方ならば、調理手順はたったの3つです。①菜の花を茹でて冷水にとり、長さ3センチに切る。②おからを電子レンジで3分間加熱し、塩コショウで味つけした豆乳と混ぜる。③菜の花と②を混ぜて小鉢に盛りつける。豆乳の量はお好みで調整してください。菜の花をホウレン草や小松菜に変えてもOKです。

大豆には、イソフラボンも豊富です。イソフラボンは「天然の女性ホルモン」と呼ばれます。体内で女性ホルモンのような働きをしてくれるからです。女性は、毎日でもとりたい栄養素です。更年期障害や骨粗しょう症を予防する効果も期待できます。何より、**女性ホルモンが増えれば女性は気持ちがやわらぎ、人に優しくしたい気持ちが高まって、イライラしにくくなります**。愛情も深く持てるようになります。

なお、イソフラボンは男性にとっても大事な栄養素です。**イソフラボンは抗酸化力が高く、老化予防に効果的**なのです。

朝食の定番、納豆は毎朝でも食べたい

納豆も、良質のたんぱく質を含むので、毎朝でも食べたい一品です。

納豆は、ゆでた大豆の糖質を納豆菌が分解・発酵することでつくられます。そのため、大豆に含まれる糖質の量が減っている半面、発酵されているので栄養価が高まっています。なお、**納豆のなかでもっとも栄養価が高いのは、ひきわり納豆**です。

わが家では、「まぜまぜ納豆」を4のポジションにたびたび置きます。**納豆に、シラス、生モズク、生のまま細かく刻んだオクラ、千切りのシソなどを加え、しっかりとよく混ぜてネバネバをたくさん出す、という簡単な一品**です。納豆だけではご飯にかけて食べたくなりますが、いくつかの食材を一緒に混ぜると、ご飯にかけなくてもおいしく食べられます。しかも、栄養価のすばらしい立派な一品になります。この「まぜまぜ納豆」を小鉢に入れて、4のポジションに置きましょう。

納豆に生卵を一緒に混ぜて食べる人も多いでしょう。

卵はアミノ酸スコアが100という、バランスのとてもよい食材です。動物性の食品

ですが、飽和脂肪酸はさほど多くなく、オメガ3系の脂肪酸を含むという特徴を持ちます。ですから、卵は1日に1個ならば、毎日食べることが、健康増進に役立ちます。

ただ、納豆と生卵を混ぜあわせると、ご飯にかけて食べたくなります。納豆ご飯にしたいときには、納豆をプレートから外して考えます。前述したように、ご飯を食べるタイミングは、5－②のポジションであるメイン料理からです。4のポジションで糖質をとるのは、まだ少し早いのです。

枝豆やえんどう豆などの豆類にも、たんぱく質は豊富です。旬の時期には、ぜひ頻繁に4のポジションに加えましょう。

枝豆は、蒸し焼きにするのがおすすめです。水洗いした枝豆をアルミホイルで包み、魚焼きグリルやオーブントースターで10分間ほど焼くだけです。塩味が欲しい人は、軽く塩を振ってもよいでしょう。蒸し焼きにすると、ゆでるより栄養価が損なわれず、ホクホクしておいしくなります。

わが家では、魚焼きグリルをよく使います。調理にとても便利だからです。ただ、洗うのが大変で、そこが難点です。

そこで、魚焼きグリルに入れられるグリルパン（グリル用のフライパン）を用意します。そのグリルパンにアルミホイルを敷いたり、具材を包んで蒸し焼きにしたりすれば、調理のあとはアルミホイルを捨て、軽く水洗いするだけですむので、とても楽です。

グリルパンの価格はさまざまですが、最近は数百円で購入することもできます。時計回りプレートの調理はシンプルさを大事にし、加熱時間をできるだけ短くしたいだけなので、高価なものである必要はありません。

なお、**4のポジションも、2種類はプレートに置いてほしい**と思います。

5のポジション　魚介はしっかり、肉はちょっぴり

さあ、いよいよメインディッシュです。

5のポジションでは、動物性たんぱく質の摂取をメインに考えます。

ここでは、「①魚介類」「②肉類」と2つに分けて考えます。

食事のいちばんの楽しみは、やっぱりメインディッシュでしょう。

その楽しみに対する考え方が、「時計回りプレート」ではほんの少し変わります。まず魚介類をしっかり食べます。そのあと肉を食べるのですが、**肉は食事の満足感のために、お楽しみ程度に上品に食べるもの**、とします。「たくさんはいらない」ということです。

ここまで来れば、おなかはすでに6割ほどは満たされているはず。胃腸も、メインディッシュをそれほど多くは必要としていないのです。

5-1のポジション 魚介類を毎日食べれば頭がよくなる

青背の魚は、アミノ酸スコアの優秀な食品です。とくに、**カツオ、マグロ、サケなどのアミノ酸スコアは、100**を示します。良質なたんぱく質を摂取できるのです。

しかも魚介類は、すばらしい脂を含んでいます。DHA（ドコサヘキサエン酸）やEPA（エイコサペンタエン酸）という不飽和脂肪酸が豊富なのです。

DHAやEPAは、オメガ3系の脂肪酸です。これらは、細胞レベルから健康を増進

青背の魚で優れた脳細胞をつくろう

DHA（ドコサヘキサエン酸）の多い魚介類

（総脂肪酸100g当たりのDHAの量）

あんこう（生）	28.5g	しらす干し（半乾燥品）	33.6g
くろかじき（生）	31.3g	かつお（春獲り、生）	27.0g
かつお（秋獲り、生）	20.7g	かつお節	31.4g
すけとうだら（すり身）	3.3g	まだら（生）	31.0g
ちか（生）	34.0g	とびうお（生）	34.5g
まふぐ（生）	34.0g	きはだまぐろ（生）	27.7g
びんながまぐろ（生）	31.1g	みなみだら（生）	34.8g
するめいか（生）	40.2g	やりいか（生）	34.3g
さきいか	41.2g	いかのくん製	41.2g

◎DHAの主な働き

脳の働きを活性化する・認知症を予防する・
目を健康に保つ・気持ちをリラックスさせる、など

EPA（エイコサペンタエン酸）の多い魚介類

（総脂肪酸100g当たりのEPAの量）

まこがれい（生）	21.1g	すけとうだら（すり身）	18.9g
辛子明太子	18.9g	塩だら	18.5g
はぜ（生）	18.4g	つぶ貝（生）	26.2g
ほたて貝（貝柱　生）	23.8g	ほたて貝（煮干し）	25.1g
あまえび（生）	21.7g	いせえび（生）	21.5g
毛がに（生）	39.4g	ずわいがに（生）	31.4g
ずわいがに（水煮缶詰）	23.8g	いいだこ（生）	21.0g
なまこ（このわた）	25.1g		

◎EPAの主な働き

血管を柔軟にする・血栓（血の塊）ができるのを防ぐ・
血流をよくする・アレルギー反応を抑える、など

DHA・EPAの量の出典：『食品成分表2015　資料編』（女子栄養大学出版部刊）

するうえで、非常に優秀な栄養素です。オメガ3系の脂肪酸が細胞膜の材料として使われると、細胞膜を柔軟にし、炎症を抑えるという優れた働きをしてくれます。

しかも、脳の働きをよくする作用もあります。脳は、水分を除くと、約60パーセントが脂質からできています。その脂質も、食べたものからつくられています。私たちが日々、どのような脂肪酸をとっているかによって、脳細胞の質は違ってくるのです。

ですから、ふだんからオメガ3系脂肪酸をとることを心がけましょう。それだけで、脳の働きはよくなります。実際、近年の研究でオメガ3系脂肪酸の摂取によって学習能力が高まることが確認されています。

貝・エビ・イカ・タコは、エネルギー産生量を増やす

5-①のポジションには、魚類の他に、貝やエビ、イカ、タコも加えてください。

これらの食品には、ビタミンB群が豊富です。ビタミンB群は野菜類にも含まれますが、それだけでは不足しがちです。

ビタミンＢ群は、ＴＣＡサイクルを動かして大量のエネルギーをつくり出すうえで不可欠な栄養素です。**貝、エビ、イカ、タコを食べてビタミンＢ群の摂取量を増やせば、エネルギーの産生量を大きく増やす**ことができます。

すばらしい潜在能力を秘めているのに、それを引き出せない人はとても多いのです。原因は、努力不足などではありません。エネルギーをつくり出す栄養素が不足していることが最大の原因です。その栄養素の１つがビタミンＢ群なのです。

ですから、貝やエビ、イカ、タコは頻繁にプレートにのせましょう。私も毎日欠かさず食べています。

５－①のポジションの理想は、魚１種類と、貝やエビ、イカ、タコの１種類をプレートにのせることです。

貝類やエビ、イカ、タコなどは、調理が面倒という人も多いと思います。難しく考えなくても大丈夫。栄養素の効率的な摂取を考えたら、調理はシンプルがいちばんです。とくにビタミンＢ群は、水溶性であるため、煮込み料理など、手の込んだ調理をすると摂取量が減ってしまいます。

おすすめは、新鮮な魚介類を買ってきて、生のまま食べること。**魚介類は、刺し身がいちばんの食べ方**です。生のまま食べることで、大事な栄養素を壊すことなくすべて摂取できます。しかも、刺し身であればなんの調理もせず、プレートにのせればよいだけで楽です。刺し身に塩コショウと亜麻仁油、レモン汁を軽く振り、カルパッチョにするのもおすすめです。

私はよく刺し身を柵《さく》のまま多めに買ってきます。そして、初日の朝はスライスして刺し身で食べます。

翌日は、炙《あぶ》りにします。フライパンにアルミホイルを敷き、切った刺し身を並べ、ガスバーナーでバーッと軽く炙るだけです。エビやイカ、タコもよく炙りにします。

最近はアウトドアブームで、ガスバーナーを扱っているお店も増えています。1つ持っておくと、毎日の食事がパッと豪華になります。**香りも増し、うま味が際立ち、刺し身で食べるよりおいしい**くらいです。しかも、炙りにすれば、表面上に付着した雑菌を除去できます。

その翌日は、魚焼きグリルで焼きます。グリルパンにアルミホイルを敷き、そこに魚介類をのせて、魚焼きグリルで焼くだけです。

エビは頭や殻のついたまま焼けば、なんの手間もかかりません。

また、変化をつけたいときには、ローズマリーなどの香草を一緒に入れて焼くと、香り豊かなおしゃれな一品に仕上がります。

冬にはカキで亜鉛の補給を

貝の仲間であるカキも、積極的に食べたい食品の１つです。

その理由は、亜鉛が豊富だから。亜鉛も現代人に不足しがちなミネラルの１つです。

亜鉛には、細胞の分裂や再生を助ける働きがあります。１つの細胞が分裂して２つの細胞になる際、遺伝子やたんぱく質をつくる化学反応が起こります。その際に酵素が使われます。さまざまな酵素の成分に使われるのが、亜鉛です。

亜鉛不足は、肌に表れます。亜鉛が足りなくなると、肌の細胞の再生がうまくいかなくなるからです。こうなると、古い角質が皮膚の表面にこびりつき、肌がカサカサします。透明感もなくなり、くすんでくるのです。

ストレスの多い生活を送っていると、肌が荒れてくるのも亜鉛不足が関係しています。ストレスが亜鉛を消耗するからです。それによって、肌荒れが起こってきます。

また、**亜鉛は、体内にたまった毒素を排出する働き**もあります。たとえば、水銀やカドミウム、鉛《なまり》、銅、クロムなどの金属は、ごく微量は身体に必要です。しかし、量が多くなると害になります。亜鉛の摂取量が増えると、こうした有害物質を排出する力が高まります。

しかも、亜鉛不足は抜け毛や薄毛を起こします。**髪の毛の健康にも亜鉛は必要です。**

亜鉛が不足する主な原因は、それを含む食べものを十分にとっていないことと、ストレスの大きい生活をしていること。ほかにも原因はいくつかあります。

その1つは、インスタント食品やファストフード、加工食品ばかりの食事をすることです。こうした食品には、食品改良剤という添加物が含まれます。この添加物は、身体から亜鉛を排出させる作用があります。

もう1つの原因は、牛乳をよく飲むことです。牛乳の乳脂肪には、亜鉛の吸収を邪魔する働きがあります。

また、極端な菜食主義も亜鉛不足の原因になります。穀類や野菜類に含まれるフィチン酸や食物繊維が亜鉛の吸収を大幅に減らしてしまうからです。

こうした原因で起こってくる亜鉛不足を解消するために、いちばんよい食材がカキです。**亜鉛の含有量では、カキがダントツ**です。亜鉛の1日の摂取推奨量は18～74歳の男性で11ミリグラム、75歳以上の男性で10ミリグラム、18歳以上の女性で8ミリグラムです（当クリニックの栄養医学外来では、1日20ミリグラムを目標にしています）。カキのおよそ5個分になります。ただ、カキは冬の食べものですし、毎日それだけの量を食べるのには、ちょっと無理があります。

ほかに**亜鉛を多く含むのは、小麦胚芽、米ぬか、そば粉、アーモンド、ゴマ、高野豆腐、大豆、そら豆、シソ、干しシイタケ、緑茶、干しヒジキ**など。亜鉛はこうした食材から補うこともできます。

たとえば、主食を玄米にして納豆とゴマをかけて食べれば、亜鉛を上手に摂取できます。高野豆腐なども、煮ものにしたり味噌汁の具材にしたり、とても使い勝手のよい食材です。

干しシイタケも積極的に調理に使いたい食材です。

一方、干しヒジキは、微量ながらヒ素が含まれます。調理の際には、30分以上水に戻し、2～3回水洗いをして、よく水気を切ってから使うようにしましょう。

5-2のポジション 良質な赤身肉を1、2切れ

国立がん研究センターが8万人を対象に10年以上追跡調査したところ、肉食は大腸がん（とくに結腸がん）のリスクを高めることがわかりました。

男性では、肉類（ハムやソーセージを含む）の摂取量が1日当たり130グラム以上のグループは、約20グラムのグループよりも、結腸がんのリスクが1・4倍も高くなりました。

女性では、1日当たり約90グラムのグループは、約10グラムのグループに比べて、結腸がんのリスクが約1・5倍にもなっていました。

その半面、肉のアミノ酸スコアは100で、とても良質なたんぱく質を抱えています。

しかも、鉄分も豊富です。とくにレバーには、鉄分が多く含まれます。

こうした**メリットとデメリットの両面を持っている食材は、食べる量でバランスをとっていくこと**です。「食べない」という選択をしてメリットを完全に捨てるのではなく、少量のみ摂取してデメリットの部分を最小限に抑えればよいのです。

そこで、時計回りプレートでは、**肉の量の目安を全体の約10パーセント以下とすることも、1つのルール**とします。

具体的には、肉料理は1切れか2切れにすること。

また、魚介類をしっかりとっていれば、5－②のポジションはお休みしてもOKです。食べたいときにだけ用意すればよいでしょう。

私は5－②のポジションに、牛ステーキや豚シャブなどを置きます。量は1～2切れ。**量が少ないぶん、良質な国産肉をのせることができます。**

量がこれだけ少ないと、調理もとても楽です。牛肉を焼くだけなら、厚切りにしても2～3分。薄切り肉なら、たちまち焼けます。テーブルに塩とコショウを置いておき、味つけは各自でします。

脂身の少ない赤身部分を選ぶことも大事です。そうすることで、飽和脂肪酸の摂取量を減らせます。

なお、5－②のポジションは、食事の終盤になります。焼いた肉が冷めてしまうこともあるでしょう。肉は高温で焼くと繊維が収縮し、冷めたときに硬くなります。たんぱく質は60度を超すと硬くなる性質があるからです。肉は焼き過ぎないように注意すると、冷めてもやわらかく、おいしくいただけます。

さらに、5－②のポジションには、チーズもおすすめです。チーズにも良質のたんぱく質が含まれますが、動物性の食品ですから、5－②のポジションが最適です。**チーズならばなんの調理もせず、プレートにポンとのせればよいだけ**です。

6のポジション　イモ類や根菜は食事の最後に

6のポジションで食べたいのは、イモ類や根菜、さらに調理によって糖質が増えてし

まう料理などです。

なぜ、こうしたものを最後にするのでしょうか。

最大の理由は、**イモ類や根菜はデンプンなどの糖質を多く含むから**です。だからといって、「食べない」という選択をしてしまうのはもったいない。イモ類や根菜には、健康増進に役立つ栄養素がたっぷり含まれています。

糖質の吸収をできる限りゆるやかにしつつ、必要な栄養素を身体にとり入れる方法とは、糖質の多い食品を食事の終盤に食べることです。これも、時計回りプレートの大切なルールです。そうすることで、ブドウ糖の消化吸収をゆるやかにでき、血糖値の乱高下を防げます。

イモ類にはジャガイモやサツマイモ、サトイモ、ヤマイモなどの種類があります。それぞれに、味も食感も栄養素も特徴がありますが、共通点もあります。それはビタミンCが豊富なこと。**イモ類のビタミンCは優秀**です。水洗いしても、加熱しても壊れないのです。イモ類に豊富なデンプンがビタミンCを守っているのです。そのため、水に浸してもビタミンCが溶け出すことがなく、煮込んでも焼いても壊れないのです。

しかも、イモ類は共通して食物繊維やカリウムが豊富です。食物繊維は腸の健康に大事な栄養素です。カリウムは、高血圧予防に重要なミネラルです。

アミノ酸スコアも優秀です。サツマイモは80、ジャガイモは60を示します。

レンコンやニンジン、カボチャ、トウモロコシも6のポジションで食べましょう。これらも糖質が多い食材ですが、ビタミンやミネラルが豊富です。細胞レベルから健康になるために、ぜひ食べたい野菜です。

レンコンは薄切りにして焼いて塩コショウをすると、食感のよいおいしい一品になります。カボチャやニンジンは、脂溶性のビタミンであるβカロテンが豊富なので、油で調理するのがおすすめです。薄切りにしてオリーブオイルで焼くだけで、甘みが引き出されておいしくなります。

7のポジション 食事の最後は果物でしめる

食事の最後は、果物でしめくくりましょう。

果物には、果糖という糖質が多く含まれます。

果糖はブドウ糖より吸収が遅いため、ブドウ糖ほど急激に血糖値を上げたり、インスリンを使ったりはしません。ただし、空腹な胃に果物を入れるのは避けましょう。体内の糖化を進める原因になってしまうのです。

果物を食べるタイミングは食後がベストです。

果物は、旬のものを選んで食べることで、フィトケミカルを豊富に摂取できます。また、夏の果物には夏の身体に必要な栄養素が、冬の果物には冬の身体に必要な栄養素が含まれます。**旬の果物をとることで、細胞の健康をよりいっそう増進**させることができます。

ただ、季節を問わずに、毎日でも食べてほしい果物があります。

それは、キウイです。**キウイには、ビタミンCやビタミンB群などの水溶性ビタミンがたっぷり**と含まれます。ビタミンKやビタミンEなどの脂溶性ビタミンも豊富です。高血圧予防に効くカリウム、腸の健康に大事な食物繊維も抱えています。

さらに、TCAサイクルを動かす際に必要となるクエン酸もたくさん持っています。

エネルギーの産生量を増やせるので、「今日もがんばるぞ！」と1日をスタートする朝食に食べるのが最適です。

キウイは良質のたんぱく質も含んでいます。キウイのアミノ酸スコアは、植物性食品のなかではとくに高く、80もあります。**キウイは非常に優秀な果物の1つ**なのです。

わが家の7のポジションによく登場するのは、キウイのほかに、イチゴやブドウ、サクランボ、グレープフルーツ、パイナップルなどです。**「色の濃いもの」「酸っぱいもの」を選ぶと、時計回りプレートをよりよい形で終えることができます。**

ケーキやアイスクリームなどを食べたいときにも、7のポジションのタイミングでとることをおすすめします。

胃袋に何も入っていない空腹の状態で食べるよりは、7のポジションで食べたほうが血糖値の乱高下を防げ、ノルアドレナリンの分泌を抑えられます。ただ、スイーツは糖質と脂質が多くなります。わが家でも、いただきもののスイーツなどは、7のポジションに置きますが、小さなものを1つだけにします。

ふだん果物をとっていれば、ときどきスイーツに置き換えても問題ありません。でも、大量に食べてしまうと、ここまでせっかく整えてきた1から6までのフォーメーションを乱してしまいます。スイーツは、ほんの少し、お楽しみ程度にとることをルールとしましょう。

なお、**3時のおやつでスイーツをとるのはNG**です。胃袋に何も入っていない状態で糖質の豊富なものを食べることは、身体の糖化を自ら進め、ノルアドレナリンの分泌をうながし、気持ちを不安定にする行為にほかなりません。

朝食にこそ「時計回りプレート」を実践しよう

さあ、「時計回りプレート」を今日からスタートしましょう。めずらしい食材は必要ありません。**食材はスーパーの生鮮食品売り場だけで、すべてそろいます。**

スタートを切れば、身体と心の変化が速やかに表れます。

「いつもより、身体が楽」「なんだか、気持ちが軽い」

そんなことをまず感じるでしょう。それこそ、身体の随所に必要な栄養素が行きわたり、TCAサイクルが元気よく回り始め、エネルギーの産生量が増えた証しです。効果の実感は、時計回りプレートを続ける原動力になります。「もっとよくなりたい」と脳が喜び、実践が楽しくて、ワクワクしてきます。

私は、朝食に必ず時計回りプレートを実践します。

今は娘たちも自立し、夫は名古屋、私は東京の銀座で患者さんの診療を行っているため、週末婚になっていますが、それまでは、朝5時に起きて、時計回りプレートを家族のぶんも毎日用意していました。

そして、朝6時から1時間かけて、家族でわいわい語らいながら時計回りプレートを食べます。それが何よりも楽しく、大切な時間でした。夜は、主人も私も忙しく、なかなか決まった時間に家族一緒に食事することができません。だからこそ、朝食の団らんを何よりも大切にしました。

お昼は、娘たちに花の形をしたかわいいお重に、時計回りプレート通りのお弁当をつくって持たせました。そのようなお弁当を持ってくる子はほかになく、学校でずいぶん話題になったそうです。**すてきなお弁当を持たせてあげると、子どもは親の愛情を感じ**

て安心し、ドーパミンをたくさん分泌するようになります。

といっても、つくるのは簡単。朝食の時計回りプレートをそのままお弁当に詰めるだけです。**時計回りプレートを始めると、お弁当づくりも簡単になります。**しかも、午後からの活動に必要な栄養素が詰め込まれています。昼食後はなんだかやる気が出ない、眠くなってしまう、ということもなくなります。エネルギーの産生力が高まり、脳も身体も活動的になるからです。

こんなにすばらしい効果があるのに、つくる手間は最小限ですむし、娘たちは喜んでくれて、つくりがいのあるお弁当になります。「毎日のお弁当づくりが大変」という親御さんは、ぜひ、時計回りプレート弁当にしてみてください。100円均一のお店で売っているおかずカップをいくつか用意するだけで、始められます。

活動に必要な栄養をとっていると、「楽しい」「ワクワクする」「自分はなんでもできそう」「自分にできないことはない」「今、この瞬間が幸せ」という気持ちがわいてくるのを感じとれるようになります。

このメンタルのポジティブさが、人生を輝かせます。やる気をどんどん引き出してく

「ドーパミン＋セロトニン型」の
性格になるための時計回りプレート

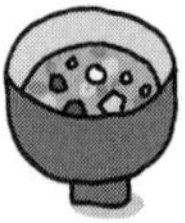

汁椀＝海藻やキノコ類など
具だくさんの味噌汁

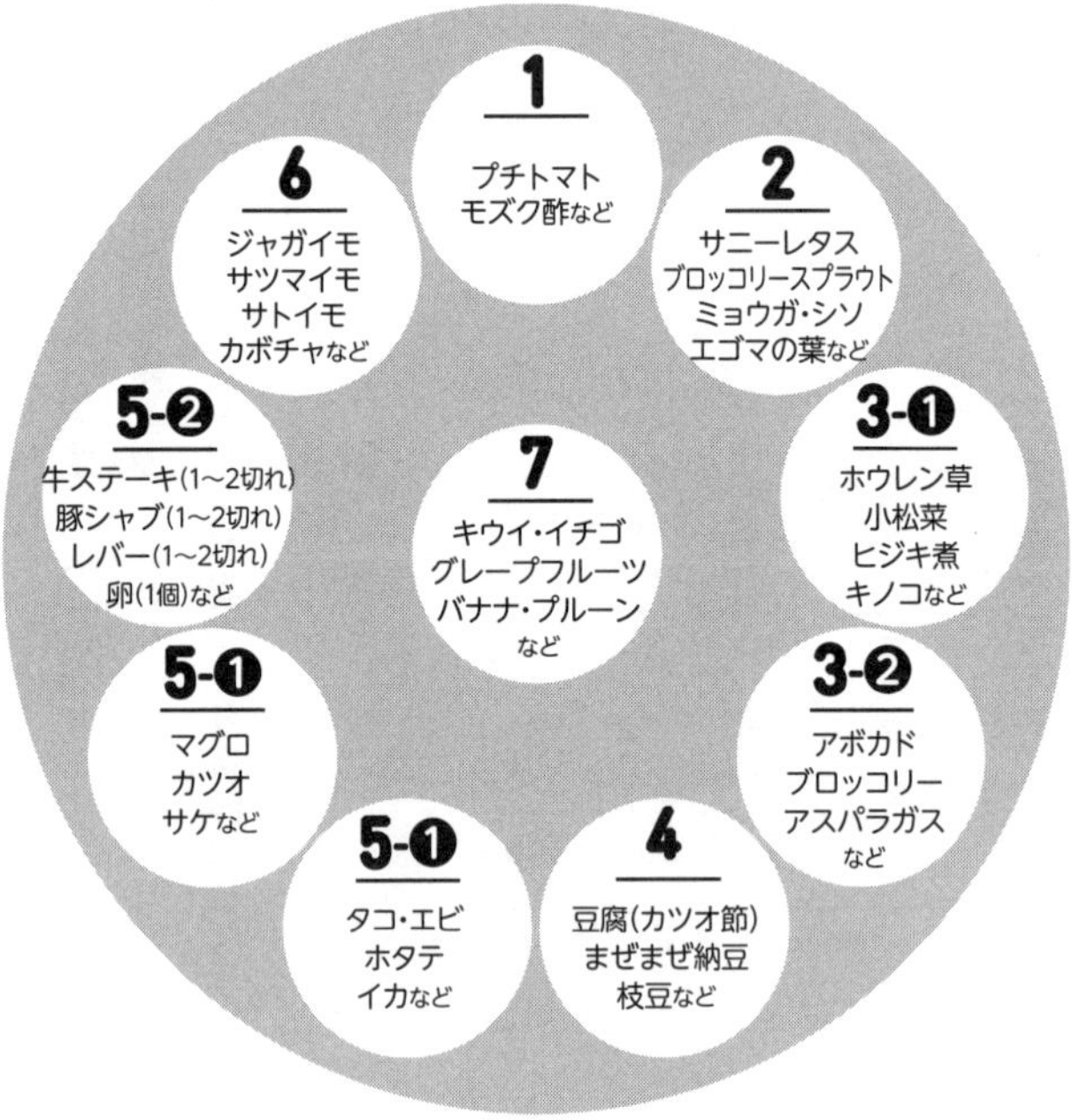

1〜**5-❶**・**7**のポジションは２種類あってもOK。
5-❷と**6**のポジションは１種類ずつで。

れるドーパミンや幸せの感受性を高めるセロトニンなどのホルモンで脳内が満たされるようになるからです。これこそが時計回りプレートの最高の効果です。

時計回りプレートは、とくに朝の実践をおすすめします。１日をエネルギッシュにスタートし、ワクワクした気持ちで活動できるかどうか。そのすべてが朝食にかかっているのです。

参考までに、**血糖値の乱高下を抑えて、ドーパミンとセロトニンの分泌量を増やしていける時計回りプレートの例を前ページに掲載**しました。これを参考に、野菜や魚介類、果物などは旬のものを選んで、積極的にとり入れていきましょう。

外食が減り、食費も減った！

ある患者さんが言いました。

「時計回りプレートはとてもよさそうです。でも、お金がかかってしまいそうで、わが家では無理です」

色とりどりの野菜、果物、魚介類、そして良質の肉類を冷蔵庫に整えておくには、それなりの食費がかかります。

でも、実際にこの半年、実践している患者さんはこう話してくれました。

「食費は、たしかに、月に30パーセントほど増えました。それでも、家族みんながエネルギッシュに毎日を笑顔で過ごしていることが、手にとるように実感できる。何より、自分自身が変わりました。仕事の集中力が以前とまるで違うし、『さあ、今日も楽しもう』とテンション高く朝をスタートできる。この喜びを考えたら、食費のアップ分は高いものとは感じません」

つまり、食費をどう考えるかの問題なのだと思います。

空腹を満たすための糧とするのか、人生の成功と幸せを築くための糧とするのか、食事の意義は、考え方しだいでまるで違ってきます。

一方、**食費が減ったという患者さんもいます**。毎日忙しく、調理をする余裕がないという理由で、頻繁にお惣菜やお弁当などを買って帰り、週末には外食ばかりしていました。いつもなんだかだるく、落ち込むことやイライラすることが多く、「人生、思うようにいかないし、つらい」と思っていたころ、私のクリニックにやってきました。

時計回りプレートを始めると、出来合いのものを買うことがなくなりました。仕事の帰りにお惣菜を買いに行くより、家に帰って、朝だけでなく夜も時計回りプレートをつくって食べるほうが、ずっと楽だと気づいたからです。しかも、**ファミレスやファストフードの食事よりも、自分で時計回りプレートをつくって食べたほうが、よほどおいしいと気づき**、外食の回数も減りました。そのおかげで、食費もぐんと減ったそうです。

さらに、時計回りプレートを始めてから、子どもの成績が上がったという声もよく聞きます。「勉強をしなさい」と言わなくても、自分から始めるので、お母さんも楽です。ドーパミンが出て、エネルギーの産生量も増えるので、自分から積極的にがんばることが楽しくなるのです。

食事は、人生を変えます。食事を変えて、人生が成功と幸せに導かれていく過程を、ワクワクした気持ちで体感してほしいと願っています。

調理は効率よく進めよう

時計回りプレートは、たくさんの料理が並ぶので、一見、つくるのが大変そうです。でも実際は、調理の方法はすべてシンプルですから、とても楽です。

たとえば、**家庭料理の定番メニューのカレーライスやハンバーグを1品つくるより、時計回りプレートのほうが調理はよっぽど楽で、時間も短くてすみます。**しかも、心身の健康が増進され、ドーパミンやセロトニンなどのホルモンをたくさん分泌できるようになる、という人生を変えるほどのメリットがあります。

調理を簡単にするポイントは、加熱するものからつくっていくこと。**ガスコンロ、魚焼きグリル、電子レンジをフルに使って、火を加えるものから調理**していきましょう。

たとえば、3のポジションに並べる野菜を焼くときには、同じフライパンで、エビや肉も焼いていきます。味つけはフライパンの上でなく、各自がプレートの上でします。ですから、焼けたものから、プレートの定位置にどんどんのせていけばよいのです。

こうすると、洗いものはフライパン1つでよいですし、さほど汚れていないので、サッと水洗いすればすみます。

食卓には、岩塩や粗挽きコショウ、醤油、亜麻仁油などの調味料をのせておきましょう。そうして食べるときに、自分の好みの味つけをします。すると調理が楽なうえ、「せっかくつくったのに、まずかった」という残念なことも起こりません。

私も時計回りプレートを開発するまで、さまざまな料理をつくりました。手の込んだものもたくさんつくってきました。しかし、料理とは時間と手間をかければかけるほど栄養が壊れていくことに気づきました。反対に、調理がシンプルであるほど、食材の味が引き立ち、栄養も損なわれずにすみます。シンプルな料理を食べることで、ホルモンバランスがよくなり、エネルギーの産生量も増えます。**人生を変える力が高まるのは、手間暇をかけた料理ではなく、シンプルな料理**です。

加熱調理している間に、生野菜や果物、豆腐、納豆の用意をしていきます。

生野菜は洗って切ってプレートに置くだけ。

豆腐も小鉢に入れて、カツオ節やシラスをのせるだけ。

納豆は、シラスや細かく切ったオクラやシソと混ぜて、小鉢に入れて置くだけ。

果物は洗って、必要ならば皮をむいて、小鉢に入れてお皿の中央に置くだけ。これらをすべて用意しても、1人前ならば15分もかからないと思います。

理屈がわかればフォーメーションは乱れない

外食でも、時計回りプレートを実践できます。 1〜7のポジションをイメージし、その順番で食べていけばよいだけです。

「外食が多いからできない」という心配はしなくて大丈夫です。友人や同僚など、人と一緒に食事をするときには、ぜひ食べる順番を教えてあげてください。すると、自分の周りの人たちにも、その周りの人たちにも、幸せの輪が広がっていきます。

ときには、焼き肉屋で食事をすることもあるでしょう。肉は食べすぎないことが大切とお話ししました。肉を食べるときには、1つルールを設けます。**肉の量の10倍以上の野菜をとろうと意識すること**です。生野菜もたくさん注文し、網の上でも温野菜を焼きます。実際にはそんなに野菜を食べられなくても、こうした意識をすることで、栄養のバランスを大きく乱さずにすみます。

旅行のときにも、栄養のバランスは乱れやすくなります。旅館やホテルなどで出されるコース料理では、たんぱく質、脂質、糖質の割合が多く、野菜が少なくなってしまうからです。でも、出されたものは、おいしくいただくのが私の流儀。旅行中は、そうした食事を楽しむとよいと思うのです。

大切なのは、**帰宅したら、すぐに時計回りプレートに戻すこと**。２泊３日で出かけたのならば、それと同じ回数の食事をするころには、体内環境が整ってきます。

反対に、すぐに戻さないと、ダメになるのはあっという間です。味覚がおかしくなり食欲に歯止めがきかなくなるのは早いものです。そうなると、すべてが暴走を始めます。身体のなかで、間違った栄養を使って細胞やホルモンがつくられてしまうことになるのです。栄養の乱れた状態が長くなるほど、戻すのには時間がかかります。だからこそ、なるべく早い段階で戻すことが大事です。

栄養を整えることは、生活のなかのほんの少しの工夫と手間でできます。**その工夫と手間を惜しまないことが、最高の人生を送るためのいちばんの近道です。**

終章

人生はいつからだって変えられる

「時計回りプレート」はどのように生まれたのか

「時計回りプレート」がどのようにできたのか、最後にこのお話をさせてください。

私が時計回りプレートを考案できたのは、２人の娘のおかげでした。

長女を妊娠中、私は勤務医でした。毎日が非常に忙しく、食事をとる時間さえないほどです。当時の医局は、男も女も関係なく、医者たるもの、３日くらい食べなくても仕事をしなさい、という世界でした。私の身体は栄養が枯渇し、「とにかく水だけは飲まなければ」と考えているほどギリギリの状態のなかで、出産日間際まで働き続けました。そんな状態のなかでも、長女は無事に生まれてきてくれました。

その年、私たち夫婦は開業し、次女がおなかに宿りました。新しい医院の立ち上げによる忙しさもありましたが、自分のペースで仕事をする余裕も持てました。赤ちゃんを育てるため、私たちは自分たちも栄養の整った食事をするようになっていました。

次女は、長女が生まれた翌年、１日違いの誕生日に生まれました。

同じ精子と卵子から生まれた２人の娘。彼女たちの遺伝子は同じはずなのに、正反対の健康状態でした。

長女は、身体も食も細く、健康面も弱く、そして、とても優しい性格の持ち主でした。

長女が幼稚園児のとき、狂牛病が社会問題になりました。報道が過熱し、連日、テレビをつければ狂牛病になった牛の映像が流されました。

その映像を目にし、長女は言いました。

「病気の牛さんを食べるの？　かわいそう」

それまで細かく切れば食べていたお肉を、まったく口にしなくなったのです。お肉の次は、魚も「かわいそう」と言って食べるのを嫌がるようになりました。幼稚園児にして菜食主義者になってしまったのです。

きっかけさえあれば、人は変われる

1年後に生まれた次女は、「天真爛漫」という言葉がそのまま当てはまる健康な子でした。

食が細かった長女は、赤ちゃんのころは、ミルクを何回も小分けにしなければ、必要な量を飲むことができませんでした。次女は、夜の8時に大ビンで2本いっぺんに飲んだら、朝の8時まで一度も起きないような赤ちゃんでした。

姉が動物性食品を口にしないのを見ても、

「おいしいから、私は気にしないよ」

と、なんでもよく食べる子でした。

小学生になると、妹は成績をぐんぐん伸ばしました。塾では飛び級して、トップの成績をとるようになったのです。次女の能力の高さは親としてうれしいことでした。同時に私は、長女のことを「なんとか健康にしてあげたい」といつも願い、彼女がおいしく食べられる料理をなんでも一から熱心に手づくりする毎日を送っていました。

長女が4年生のとき、忘れられない出来事が起こりました。食事の最中に、疲れて眠ってしまった長女が、コクンと首を傾けた瞬間に舌を嚙み、口のなかを血だらけにしてしまったのです。

なぜ、この子は毎日こんなにもヘトヘトなのだろう、なんとかしてあげたい。そう考えて毎日食事をつくっていても、長女は少ししか食べられません。このときの私には、理由がまるでわかりませんでした。

6年生のとき、長女に初潮が訪れました。生理になると、長女は貧血がひどくなり、朝起き上がることがさらにつらそうで、心配でならなくなりました。

主人はそんな長女の姿を見て、

「きみががんばってどうにかしようと思っても、生まれ持った能力なんじゃないかな。見守っていこうよ」

そんな優しい言葉をかけてくれました。でも、母としての私は、ただ見守るだけ、ということができませんでした。「この子はきっかけさえあれば、健康になってくれる」と感じていたからです。

子どもを信じる母の思いは絶対の強さを持つのだと思います。これが母性のホルモン、オキシトシンの力です。原因さえ見つけられれば元気になるはずと、私は信じ続けました。

食事が人を良くも悪くも変える

姉は病弱で優しい子、妹は風邪さえひかないような元気で明るい子。2人はまったく異なった状態のままに育ちました。

私が、長女回復のヒントをつかめたのは、実は、いつも元気な妹の変化からでした。

中学生になると次女は、学校の帰りに友だちとコンビニエンスストアに立ち寄り、おやつを買って食べるようになりました。それまで、私は一度もコンビニなどで購入したものを食べさせたことがありませんでした。

1カ月が過ぎると、超ポジティブ思考だった次女に変化が表れました。帰宅すると、「疲れた。ご飯はいらない」とベッドにもぐり込み、朝まで起きなくなったのです。

最初は、「やせたいのかな」「反抗期なのかな」と思い、主人と見守ることにしました。するとまもなく、「何もしたくない。勉強も好きじゃなくなっちゃった」と言うようになったのです。なぜ、こんなことになったのでしょうか。次女の行動から原因を突き止めようと、私は彼女を観察し続けました。すると、娘がコンビニのアイスクリームを学校帰りに毎日食べていることがわかりました。

本書でもお話ししましたが、アイスクリームなど糖分の多いものを空腹時に食べると、血糖値が急激に上がります。すると、インスリンが大量に分泌され、一気に血糖値が下がります。そのあとに分泌されるのがノルアドレナリンです。このストレスホルモンが分泌されると、怒りっぽくなる一方、非常に疲れやすく、ネガティブ思考になります。そのときに感じるイライラした感情が、再び甘いものを求めさせるのです。

私は、次女の「友だちと一緒で楽しい」という思いを否定しないよう気をつけながら、彼女の「やせたい」という願いを叶える形で、代替案を提案しました。

「お友だちとコンビニに寄るのは楽しいよね。でもさ、アイスは太るからやめよう。おでんにしようよ」

そう言って、糖質の少ないおでんの具と「この順番で食べると太らなくてすむよ」と食べる順番を次女に伝えました。すると、次女は帰宅後も起きていられるようになり、夕食も家族と一緒にとるようになり、元気さと明るさが戻ってきたのです。

このとき、私は気づきました。これは絶対に食べものによるものだ、と。

栄養こそ人生の源

私は、医学の知識をフル動員し、栄養医学に基づいた食事づくりを研究し始めました。エネルギーの産生力を高め、ドーパミンやセロトニンをつくり出す栄養素を、どのように食べるともっともよい形で人のすべての細胞に行きわたらせることができるのか。それが、栄養と食べる順番にこだわった時計回りプレートという形で実現されたのです。

次女が、時計回りプレートを始めると、すべてがもとに戻りました。性格もますますポジティブになって、勉強も楽しくてしかたがないというようになりました。

ただ驚いたのは、長女の変化です。動物性食品を食べられなかった彼女には、豆腐や納豆などの植物性たんぱく質を多めに出しました。また、鉄剤のサプリメントを毎日飲ませました。エネルギーの産生量を増やすためです。

すると、変化がたちまち起こりました。生気が顔に宿ってきたなと感じた数日後には、体力もついてきて時計回りプレートを完食できるようになりました。帰宅後もすぐに眠ることがなくなりました。

勉強も熱心にするようになり、数カ月後には成績が学年でトップクラスに躍り出ました。そして、とても細くて華奢《きゃしゃ》な身体から、女性らしい美しいスタイルに変わっていったのです。口に入れることさえ嫌がっていた魚や肉も、やがて食べられるようになりました。

さらにうれしかったのは、「新しいチャレンジがしたい」と、やりたいことを自分で見つけてきて、2つ3つと習い事を始め、学校帰りに寄ってくるようになったのです。高校3年間は無遅刻・無欠席・無早退、そして「成績も人物も優秀」として特待生として表彰されるほど心身ともに健康になったのです。

娘たちの変化を見て、「栄養こそ人生の源」と私は確信しました。そして、長女の身体を生まれつき弱くしてしまったのは、妊娠前から妊娠中まで、私自身の栄養状態が悪かったことに原因があったと、「母親」という役割の尊さと責任の重さを改めて痛感しました。

その後も、試行錯誤しながら、時計回りプレートを進化させていきました。結果は、おもしろいように娘たちの変化になって表れました。

「以前はテストのたびに勉強しないと忘れていたのが、今は授業を受けるだけで全部覚えている。しかも、テストで時間が余るようになったよ」

そんなことまで言うようになったのです。朝食に時計回りプレートを食べていると、栄養素がしっかりと身体のすみずみまでめぐり、授業を聞いているうちに脳に記憶されるようになったのです。

「毎日がとても楽しい。なんでもできる気がする」

長女のその言葉を聞いたとき、心の底から喜びがわき上がってくるのを感じました。

「私は生まれ変わりたくない。この世ではお母さんの娘に生まれたから、思うままの人生を歩めている。この人生を思う存分に楽しむね」

娘たちは、こうも言ってくれます。そんな言葉を聞くと、私のなかでエンドルフィンホルモンが全開になり、「幸せ」という感情が強くわき起こってきます。

朝食はわが家の宝物のような家族団らんの時間になりました。人は、ドーパミンとセロトニンがたくさん分泌されていて、ノルアドレナリンが少ない状態のとき、もっとも幸福を感じるようになります。**家族みんながドーパミンとセロトニンを分泌させ、活力**

も優しさも兼ね備えて生きていると、楽しいことばかり話題になります。誰一人、ネガティブな発言をする人はいません。

「今度はあれに挑戦したい」「いいね！　私はこんなことがしたい」と、目をキラキラさせてやりたいことを語りあい、みなで称賛し、励ましあう関係が結ばれるようになったのです。

「時計回りプレートに出会えてよかった」

2人の娘は医師となり、自立しました。今の娘たちしか知らない人は、生まれ持った能力が高いのだろうと言います。しかし、そうではありません。時計回りプレートを始めてから、すべてがよい方向へと回り出したのです。

私は、患者さん方にこの食事療法を中心に、栄養医学専門外来を行っています。

実践すると、みなさん人生を好転させます。

「時計回りプレートに出会えてよかった」

「この食事法を知らなかったら、今ごろどうなっていただろう」

そう感謝されるほどです。

人生の成功とは、会社や職業や資格や経済力など、外的な要因だけで成し遂げられるものではありません。エネルギーの産生やホルモンバランスなど、内的な要因が整ってこそ、成功する能力と幸せな心が宿ります。それが外的な成功要因を積み上げていく力になるのです。

その第一歩となるのが、時計回りプレートの実践です。

時計回りプレートを始めると、まもなく目に見えて成果が表れるでしょう。この実践があなたの人生を力強く変える源になると信じています。

10日間で劇的に人生を変える食事術

「時計回りプレート」食事法があなたを救う

2023年3月5日　初版発行

著者　西山由美

西山由美（にしやま・ゆみ）
医療法人桃姫メディカル理事。にしやま由美東京銀座クリニック院長。学生時代に最愛の父を亡くし医師となり、世の中の人々の病気を予防し、笑顔あふれる人たちでいっぱいにしたいと25年前に開院。一度きりの限りある皆様の大切な人生を「愛と笑顔に変える」お手伝いをするために、日々、真心を込めた診察にあたっている。お肌や健康のトラブル解決にあたる一方で、病気を根本から考え、さらには人生を成功に導くための食育栄養外来を行っている。著書に『最強の女医が教える栄養学　食事を変えれば10日間で人生が変わる』『子どもの未来は、100%朝ごはん』（共にワニ・プラス）など。2023年3月には「Dr.西山由美の誰でも夢をかなえられる幸せ愛されワクワクオンラインCollege＆煌めきサロン『Etoile』」が開設される。https://etoile9.com

発行者　佐藤俊彦
発行所　株式会社ワニ・プラス
〒150-8482
東京都渋谷区恵比寿4-4-9　えびす大黒ビル7F
電話　03-5449-2171（編集）
発売元　株式会社ワニブックス
〒150-8482
東京都渋谷区恵比寿4-4-9　えびす大黒ビル
電話　03-5449-2711（代表）
装丁　橘田浩志（アティック）
柏原宗績
編集協力　江尻幸絵
DTP　株式会社ビュロー平林
印刷・製本所　大日本印刷株式会社

ISBN 978-4-8470-6204-9
ワニブックスHP　https://www.wani.co.jp